Herausgegeben von Wolfgang Gillessen

Kim da Silva lebt in Berlin und arbeitet als Kinesiologe. In früher Jugend reiste er sehr viel und erwarb sich sein Wissen um die verschiedenen Philosophien und Heiltraditionen.

Kim studierte Chemie, Physik, Botanik, Mikrobiologie und Lebensmittelchemie. Nach fünf Jahren als Assistent an der Freien Universität von Berlin und sechsjähriger Forschungstätigkeit in der Chemischen Industrie arbeitete er viele Jahre in einem pharmazeutischen Weltkonzern.

Kim ist seit 1987 selbständig. In Vorträgen, Kursen und Einzelsitzungen hält er Unterricht. Sein umfangreiches Wissen ermöglicht es ihm, die Verbindung zwischen Schulmedizin und ganzheitlichen Methoden durch die Kinesiologie herzustellen. Während einiger längerer Studienaufenthalte in Indien lernte Kim in Schulen, an der Sanskrituniversität in Benares (Vanarasi) und der Universität Madras die Mudras und ihre Anwendung kennen.

Kim war sofort von den Mudras fasziniert, obwohl es schwierig war herauszufinden, was sie tun und wie sie wirken.

Mit diesem Buch bietet Kim da Silva als erster einen praktischen Zugang zu den Fingermodi und zeigt, welche Symptome damit balanciert werden.

W0181755

In der Reihe »*Praxis Leben Lernen*« sind außerdem erschienen:

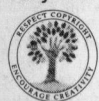

Originalausgabe Januar 1991
© 1991 Droemersche Verlagsanstalt Th. Knaur Nachf., München
Umschlaggestaltung Manfred Waller
Umschlagillustration Gerhard Prokop
Satz DTP im Verlag
Druck und Bindung Ebner Ulm
Printed in Germany   5   4   3   2   1
ISBN 3-426-06018-3

Kim da Silva:

Gesundheit in unseren Händen

Mudras – die Kommunikation mit unserer Lebenskraft
durch Anregung der Finger-Reflexzonen

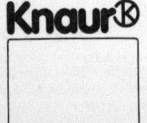

Widmung

Ich widme das Buch all jenen, die dazu beigetragen haben, daß ich mir meiner Hände bewußt wurde und merkte, was ich mit meinen Händen alles tun kann

Danksagung

Mein ganz besonderer Dank gilt Do-Ri, die maßgeblich an diesem Buch mitgearbeitet hat.

Sie unterstützte mich in meiner Arbeit und förderte mich, wo immer es irgendwie möglich war. Für diese Arbeit zeigte sie besonderes Verständnis, und ihr ist es zu verdanken, daß das Buch in so kurzer Zeit entstehen konnte.

Ich danke ihr für all die Mühe und die Stunden, die sie mit mir in dieser Arbeit teilte.

INHALT

Teil I
DIE GRUNDLAGEN

Teil II
DIE PRAKTISCHE ANWENDUNG
DER FINGERMODI

Teil III
BESCHREIBUNG DER
EINZELNEN MODI

Teil IV
ANHANG

Vorwort

In der indischen Medizin werden die Fingermodi, die sogenannten *Mudras,* unter anderem dazu verwendet, auf energetischer, physischer und psychischer Basis eine Balance zu erreichen.

Ich konnte bei Studienaufenthalten in Indien selbst erfahren, wie kraftvoll die Mudras, trotz ihrer scheinbaren Einfachheit, sein können. Ihre nachhaltige Wirkung faszinierte mich derart, daß ich bald beschloß, die Mudras mehr und mehr anzuwenden und, falls nötig, weiterzuentwickeln. Die Weiterentwicklung verfolgte insbesondere das Ziel, die Modi in ihrer Anwendungsform auch dem westlichen Menschen zugänglich zu machen.

Die Schwierigkeit lag darin, daß es über Mudras eigentlich keine für jeden zugängliche Literatur gibt. Die Mudras werden in Indien vom Meister an seine Schüler weitergegeben. Der Schüler verwendet das Mudra, aber nur der Meister weiß genau, was dadurch wirklich geschieht. Die ayurvedische Medizin (die indische Heilkunst) bedient sich ebenfalls wie die chinesische Medizin der fünf Elemente, allerdings nicht in der gleichen Form. Es war deshalb notwendig, die indischen Elemente in die chinesische Elementenlehre zu übertragen. Dieses Vorgehen gestaltete sich jedoch als recht schwierig, denn leider ist die indische Beschreibung der Elemente lange nicht so genau und einleuchtend wie die der chinesischen.

Ich mußte also beide Heilsysteme gründlich überprüfen, um einen gemeinsamen Bezugspunkt erkennen zu können. Doch es hat sich gelohnt! Durch die Verbindung der indischen Heilkunst mit der chinesischen gelang es schließlich, die Form der Balance, die die einzelnen Mudras haben, herauszufinden. Damit wurde es möglich, sie auch den verschiedenen Symptomen und Krankheiten zuzuordnen.

Meine Erfahrungen mit den Mudras bewirkte, daß ich eigene
Modi zu entwickeln begann, sie mit gutem Erfolg an mir selbst
verwendete und dann an andere weitergab.

Das vorliegende Buch will nicht nur einen Einblick in die energetischen Zusammenhänge geben, sondern es soll gleichzeitig
zeigen, wie wir unsere Gesundheit wieder in die eigenen Hände
nehmen können.

Einleitung

Im allgemeinen Sprachgebrauch werden die Wörter »Bewegung« bzw. »Übung« häufig im Zusammenhang mit sportlichen Aktivitäten verwendet. Daß aber auch Übungen notwendig sind, um den physiologischen Ablauf im Körper und das Zusammenspiel aller Energiesysteme zu bahnen, ist weniger bekannt.

Die zuletzt genannten Bewegungs- und Übungsformen dienen der Prophylaxe und beugen späteren Krankheiten vor. Die Übungen, von denen ich spreche, nehmen 2 x täglich jeweils 5–10 Minuten Zeit in Anspruch. Doch hier beginnt bereits das Problem!

Viele Menschen haben für alles mögliche Zeit, aber für vorbeugende Übungen 2 x zehn Minuten fehlt sie total. Diese Fälle erlebe ich Tag für Tag in meiner Praxis.

Da kam mir eines Tages die Idee, die Mudras so auszuarbeiten, daß sie für jeden verständlich und anwendbar werden. Die Antwort, daß auch für Fingermodi keine Zeit bleibe, dürfte jetzt wohl kaum noch vorgebracht werden, denn im Unterschied zu den Bewegungsübungen können die Fingermodi nahezu bei jeder Gelegenheit Anwendung finden! Mit den Fingermodi können wir uns selbst balancieren, und wir erhalten durch sie ein äußerst wirkungsvolles Mittel, um unsere Gesundheit wieder in die eigenen Hände zu nehmen.

Jedem wird einleuchten, daß die Aussicht auf Heilung bei mündigen Patienten, die aktiv mitarbeiten, größer ist als bei denen, die gar nichts zu ihrer Balance beitragen.

Teil I
DIE GRUNDLAGEN

1. Gebrauchshinweis für das Buch

Ich empfehle, das Buch zunächst einmal durchzulesen. Bei den Erklärungen der einzelnen Modi werden Sie schnell erkennen, daß Sie den einen oder anderen Modus durchaus brauchen können, selbst wenn das genannte Symptom Sie anfangs nicht ansprach.

Auch werden Sie vielleicht feststellen, daß die Fingerbeweglichkeit noch etwas zu wünschen übrigläßt, obwohl Sie kerngesund sind. Aber keine Sorge! Fingerbeweglichkeit kann man lernen! Dadurch werden wir uns unserer Finger und Hände mehr und mehr bewußt.

Wir wissen relativ wenig über unsere Hände, meistens sogar nur, ob wir Rechts- oder Linkshänder sind. Die Hände sind aber auch ein Indikator für die Lebenskraft, die Fingerbeweglichkeit steht für die Flexibilität des Körpers.

Für wen ist die Fingerbalance geeignet?
Die Antwort lautet: Für alle, die im Besitz ihrer Hände und Finger sind. Für die nachfolgend genannten Gruppen ist die Fingerbalance besonders gut geeignet:
– Kinder, die Probleme beim Lernen haben,
– alte Menschen, die nicht viel Bewegung haben,
– Kranke, damit sie schneller wieder auf die Beine kommen,
– all jene, die ihre Gesundheit erhalten wollen.

Wann ist die Fingerbalance anwendbar?
Grundsätzlich immer dann, wenn wir mit den Händen gerade
nichts zu tun haben. Besonders dann,
– wenn wir als Beifahrer im Auto sitzen,
– wenn wir öffentliche Verkehrsmittel benützen,
– wenn wir vor dem Fernsehgerät sitzen,
– wenn wir lernen oder lesen,
– bevor wir eine schwierige Aufgabe beginnen,
– wenn wir auf jemanden warten,
– wenn wir uns in einer stressigen Situation befinden und
– wenn wir gerade an eine solche Situation denken.

2. Erklärung grundlegender Begriffe

Was ist Energie? – Was ist Organ-Energie?
Jeder beschreibt den Begriff der Energie anders. Von der Physik
über die verschiedenen Meditations- und Yogamethoden bis hin
zur Esoterik gibt es unterschiedliche Definitionen. Ich denke,
eine brauchbare Erklärung für jeden ist folgende: *Energie spüren
wir dann am meisten, wenn sie uns fehlt.* Das Wort Energie
kommt aus dem Griechischen, und zwar von »energeia«, und das
heißt Wirksamkeit. In der Goethe-Zeit stand das Wort Energie
für Tatkraft, Kraft und Nachdruck, aber auch für Arbeitsvorrat.
In der Physik wird Energie umschrieben mit »gespeicherter Arbeit«.
In unserem Körper dient die Energie dazu, unsere Organe zu
schützen. Gleichzeitig sind bestimmte Muskeln den jeweiligen
Organen zugeordnet, und es gibt eine energetische Beziehung der
Organe zu den Muskeln. Diese Verbindung ist mit elektromagne-
tischen Schaltkreisen vergleichbar.
Wir können uns den Bezug zwischen einer geschwächten Organ-
Energie und dem zugeordneten Organ so vorstellen wie einen
Menschen, der im Winter in der Badehose im Freien spazieren-

geht. Er wird es da nicht lange aushalten können, ohne sich eine Erkältung zu holen. Hat er einen Wintermantel an, dann kann er stundenlang draußen spazierengehen, ohne daß ihm etwas passiert.

Wenn unsere Organ-Energie aus der Balance gerät, oder, um im Bild zu bleiben, wir keinen Wintermantel als energetischen Organschutz zur Verfügung haben, so hat das langfristig Auswirkungen auf unsere Organe. Bei energetischen Betrachtungen ist es immer so, daß wir in großen Zeiträumen von zehn bis fünfzehn Jahren denken. Fällt das energetische Potential im Laufe des Lebens, so werden auch die Organe angegriffen. Gerät eine Organ-Energie aus der Balance, so verdichtet sie sich erst im Laufe der Jahre, wie oben schon erwähnt, zu einer Krankheit. Von der organenergetischen Imbalance bis zur Manifestation im Organ kann es manchmal zehn, fünfzehn oder sogar fünfundzwanzig Jahre dauern.

Aber auf diesem Weg passieren viele Dinge. Energetische Imbalancen zeigen sich hier unter anderem durch emotionale Störungen, psychologische Verhaltensmuster, psychosomatische Beschwerden und Schmerzen, für die es keine ärztliche Erklärung gibt.

Beschreibung der Energien (Akupunktur-Meridiane)
Es gibt vierzehn Hauptenergieströme, die *Meridiane* genannt werden. Zwei davon nehmen eine Steuerfunktion ein, zwei davon sind physiologischer Natur (Kreislauf und Schilddrüse), und zehn Meridiane sind direkt den Organen zugeordnet.

Wir können uns die Meridiane wie elektrische Leitungen vorstellen, die einen ganz bestimmten Verlauf haben. Dieser wird in der chinesischen Medizin seit Jahrtausenden beschrieben. Die Meridiane verlaufen drei bis zehn Millimeter unter der Haut und treten an manchen Stellen an die Hautoberfläche. Das sind die sogenannten *Akupunkturpunkte*. Jeder Energiestrom hat einen inneren Verlauf mit mehreren Zweigen. Ein Zweig geht zu dem Organ, daher ergeben sich die Namen. Ein anderer Zweig stellt die Verbindung zum nächsten Energiestrom her.

Selbst wenn die zwölf Hauptenergiebahnen nicht immer optimal in der Balance sind, geschieht uns zunächst überhaupt nichts. Wenn diese Imbalance jedoch zu einem Dauerzustand wird, läßt sich leicht vorstellen, daß ein dazukommender Infekt oder eine andere Krankheit wesentlich stärker verläuft, als wenn unsere Meridiane noch in der Balance wären. Balancierte Meridiane helfen dem Körper, seine Selbstheilungskräfte zu mobilisieren und wieder schneller gesund zu werden. Die Meridiane bilden also gleichsam einen geschlossenen Energiekreis, der ständig um sein Gleichgewicht bemüht ist. Es ist deshalb wichtig, auch die Funktionen der einzelnen Meridiane in der Balance zu halten.

3. Weitere Betrachtungen

Warum Balance durch die Finger?
Die Anfangs- und Endpunkte der Meridiane befinden sich hauptsächlich am Kopf, an den Fingern und an den Zehen.

Dickdarm-, Dreifacher Erwärmer (Schilddrüsen)- und Dünndarmmeridian beginnen an den Fingern. Lungen-, Kreislauf- und Herzmeridian enden dort.

Nahezu die Hälfte unserer Energiebahnen beginnt oder endet also in den Händen.

Darüber hinaus sind die Meridiane jeweils einem der fünf Elemente zugeordnet, und die fünf Finger repräsentieren die fünf Elemente – Erde, Metall, Wasser, Holz und Feuer. So wird verständlich, warum das Halten bestimmter Fingerstellungen einen balancierenden Einfluß auf den gesamten Körper haben kann.

Anfangs- und Endpunkte der Meridiane an den Fingern

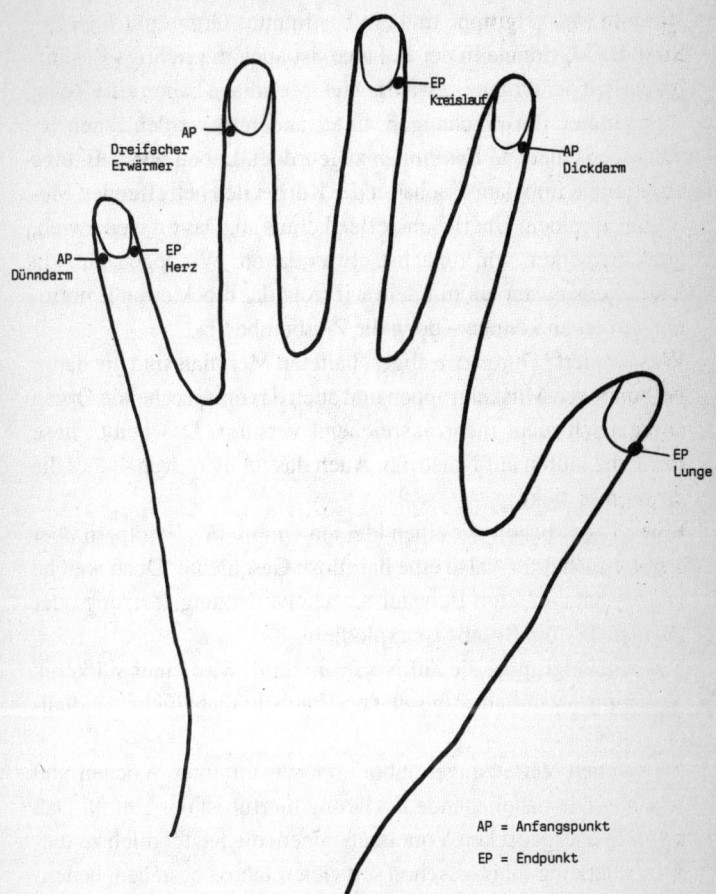

AP = Anfangspunkt
EP = Endpunkt

Der Weg von einer unbemerkten Imbalance zur Erkrankung
Die Akupunkturmeridiane unseres Körpers haben eine wichtige Aufgabe. Entsprechend ihrem Verlauf versorgen sie eine bestimmte Muskelgruppe und ein bestimmtes Organ mit Energie. Sind die Meridiane in der Balance, ist auch die richtige Zusammenarbeit der Organe gewährleistet. Meridiane haben eine Reihe sogenannter Entsprechungen, unter anderem werden ihnen jeweils verschiedene *Emotionen* zugeordnet. Leben wir z. B. eine emotionale Imbalance, schaltet der Körper den betreffenden Meridian aus einem Überlebensreflex heraus ab. Das tut weder weh, noch bemerken wir zunächst etwas davon. Wir legen uns ein Verhaltensmuster zu, mit dem wir trotz der blockierten Emotionen gut leben können – doch die Zeitbombe tickt …

Was passiert? Durch den abgeschalteten Meridian sind die damit verbundenen Muskelgruppen und auch das entsprechende Organ energetisch nicht mehr ausreichend versorgt. Das heißt, diese Bereiche laufen auf Notstrom. Auch das tut nicht weh – aber die Zeitbombe tickt …

Eines Tages haben wir einen kleinen Unfall. Wir »stolpern über einen Grashalm« – also eine harmlose Geschichte. Doch welche Folgen hat sie? Zum Beispiel Knöchelverletzung, Zerrung oder Bänderriß – die Bombe ist explodiert.

Die Muskelgruppe, die auf Notstrom läuft, wird einer stärkeren Belastung als üblich ausgesetzt und kann ihr nicht mehr standhalten.

An solchen Verletzungen laborieren wir mitunter Wochen und Monate. Die naheliegende Erklärung hierfür ist der Unfall. Daß aber die energetischen Voraussetzungen, die letztendlich zu dieser Verletzung führten, schon seit vielen Jahren bestehen, bedenken wir häufig viel zuwenig.

Wenn Meridiane zehn, fünfzehn oder zwanzig Jahre aus der Balance sind, dann sind auch die entsprechenden Organe nicht mehr in der Balance. Das heißt aber nicht, daß das Organ krank sein oder operiert werden muß. Es kann sich bereits vorher in

Imbalance, wie z. B. schwer zu behandelnden Allergien, Migräne, Wetterfühligkeit etc., äußern.

Störungen im funktionellen Bereich, bei denen es eigentlich keine Hilfe gibt, werden immer häufiger. Die Ursache dafür findet sich meistens im energetischen Bereich. Erst viel später zeigen sich solche Imbalancen dann in einem Krankheitsbild.

Das Einschalten der Energie ist wie die Wirkung eines Medikaments

Der Arzt kann durch Betrachtung des Krankheitsbildes eine Krankheit diagnostizieren. Nach der Diagnose verschreibt er dann möglicherweise ein Medikament. Wie kommt es aber, daß ein Medikament bei einem Patienten sehr gut wirkt und beim anderen, der dieselbe Diagnose erhielt, überhaupt nicht?

Die Energien in unserem Körper sind offenbar in ihrer Wirkungsweise sehr verschieden. Bei Imbalancen führen sie trotzdem zu ähnlichen Krankheitsbildern.

Beispiel: Zwei Menschen haben die gleiche Krankheit mit all ihren bekannten Symptomen. Das verabreichte Medikament hilft bei dem einen sehr schnell, beim anderen zeigen sich keine Veränderungen.

Aus energetischer Sicht können wir feststellen, daß Patient A eine Imbalance im Gallenblasen-Meridian hat. Patient B hat die Imbalance im Herz-Meridian. Beide Patienten haben jedoch dasselbe Krankheitsbild, aber jeder hat einen anderen Meridian aus der Balance! Das Medikament, das verabreicht wurde, aktivierte zufällig die Energie des Gallenblasen-Meridians.

Patient A wurde daraufhin gesund.

Patient B nahm dasselbe Medikament. Da das Medikament aber keine Wirkung auf den Herz-Meridian ausübt, findet auch keine Heilung statt.

Wir wissen alle, wie ungünstig für den Energiehaushalt ein falsches Medikament oder seine Nebenwirkungen sein können. Wenn wir bei vorhandenen Imbalancen die Fingermodi anwenden, schalten wir in uns einen Energiestrom ein, der wie ein Medikament wirkt. Die Energie wird sozusagen in uns hergestellt, es ist unsere eigene Energie, die sich selbst balanciert. Vorteil: Es gibt keine Unverträglichkeiten oder Risiken.

Fingermodi ersetzen keine Medikamente
Bei allen Imbalancen und bei Schmerzen sollten stets auch Fachleute wie Ärzte und Heilpraktiker aufgesucht werden.
Die Balance durch die Fingermodi ist eine wichtige Hilfe für jede Therapie. Sie ist kein Ersatz für eine Heilbehandlung, aber sie unterstützt diese sehr wirkungsvoll.
Wenn wir mündige Patienten sind, setzen wir uns mit einer Imbalance bzw. Krankheit auseinander. Wir gehen zum Arzt, befolgen seinen Rat und geben dem Körper zusätzliche Aufmerksamkeit. Mit der regelmäßigen Anwendung der Fingermodi wachsen wir in der Disziplin und kommen auch mehr in die Eigenverantwortung.

Krankheit und Imbalance
Nicht krank sein bedeutet noch lange nicht, daß wir auch wirklich gesund sind. Gesundheit muß stets gelebt werden, und wir müssen immer wieder etwas dafür tun. Wenn wir darauf warten, erst durch eine Krankheit zum Nachdenken gebracht zu werden, verfehlen wir einen wesentlichen Sinn des Lebens.
Die Fingermodi können wir gerade auch dann verwenden, wenn wir nicht erkrankt sind. Wir wenden sie präventiv an, das heißt im Vorfeld, bevor die Zeitbombe explodiert und eine Krankheit ausbricht.

Modi zur Heilung benötigen längere Zeit
Wenn chronische Leiden bestehen oder eine Krankheit immer wieder ausbricht, existiert meist schon lange vorher eine energetische Imbalance. Nun müssen wir aber nicht wieder Jahre warten, um die Energie in die Balance zu bringen. Trotzdem ist etwas

Geduld nötig, und wir sollten häufiger die verlängerten Haltezeiten bei den Fingermodi verwenden.

Eine Krankheit taucht nie über Nacht auf. Daher kann sie auch nicht über Nacht wieder verschwinden. Aber – die Zeit der Balance ist wesentlich kürzer als die Entstehungsgeschichte des jetzigen Leidens. Dieser Hinweis soll uns helfen, die nötige Geduld und Disziplin aufzubringen, die wir im Krankheitsfall brauchen.

Mit der Anwendung der Fingermodi ist eine ganzkörperliche Balance möglich. Wenn wir dazu noch auf eine energetisch vernünftige Ernährung achten, unterstützen wir unsere Energie von zwei Seiten gleichzeitig. Das Halten der Modi wird dadurch wesentlich effektiver.

Wichtig ist, daß wir »Essen« als das begreifen, was es wirklich ist, nämlich als ein Medikament. Wenn wir uns vor Augen führen, wieviel wir am Tag essen, müssen wir auch sehen, wieviel an Medikamenten wir in uns hineinstopfen.

Essen wir das Falsche, nehmen wir gleichsam die falschen Medikamente ein. Das führt natürlich im Laufe der Zeit zu Problemen in unserem Körper.

Wenn Sie mehr über das Thema »Ernährung aus energetischer Sicht« erfahren wollen, empfehle ich Ihnen das Buch »Richtig essen zur richtigen Zeit« (s. Literaturempfehlungen).

Schmerzen »wegmachen«?

Wenn wir einen Fingermodus halten, geht es nicht darum, auf diesem Wege Schmerzen »wegzumachen«. Jeder Schmerz ist immer eine Rückmeldung aus dem Körper. Wir müssen lernen, den Schmerz als eine Botschaft für uns zu verstehen. Zum Verstehen einer Botschaft gehört auch, daß wir sie entschlüsseln können, um letztendlich Schmerzen, Leiden und Krankheit überwinden zu können.

Wenn sich durch die Anwendung der Fingermodi Schmerzen verändern, erhalten wir einen anderen Einblick in unseren Körper. Gesteigertes Körper- und Energiebewußtsein läßt uns die Ursache des Schmerzes verstehen, und das gibt uns wieder die Möglichkeit, nach unseren Einsichten auch zu handeln. (Wir müssen nicht nur wissen, wir müssen das Wissen auch anwenden!)

4. Wichtige Begriffe für die Gesundheit

Was sind Selbstheilungskräfte?
Der Körper ist ein sich selbst balancierendes, autonomes Überlebenssystem.
Unser Körper *will* überleben – ob *wir* wollen oder nicht!
Um zu überleben, schaltet der Körper Energiesysteme, die besonders gestreßt sind, ab. Diese Systeme sind leer und können so den Körper nicht mehr durch Schmerzen stressen.
Wenn wir uns besinnen und dem Körper z. B. durch vernünftige Ernährung, Übungen und Fingermodi helfen, in seine Energie zu kommen, kann er diese Energie zum Heilwerden einsetzen. Das wird als Selbstheilungskraft bezeichnet.
Nun kann es aber passieren, daß wir Schmerzen bekommen, wenn der Körper ein leeres System mit Energie wieder auffüllt. Dies ist ein sogenannter Heilschmerz, der uns auf keinen Fall vom Weitermachen abhalten sollte. Wir balancieren weiter, bis der schwache Bereich vollständig und anhaltend mit Energie versorgt ist. Dann verschwindet auch der Schmerz. Wenn wir vorzeitig aufhören, ist der Schmerz zunächst vielleicht nicht mehr spürbar. Das wäre jedoch gleichsam eine Balance durch Vermeidung. Der Körper kann seinen Schmerz nicht zeigen, weil er dazu keine Energie hat. In diesem Fall tickt die »Zeitbombe« wieder!

Gehirnintegration
Um eine Basis für unsere Gesundheit zu haben, müssen wir sicherstellen, daß unsere beiden Gehirnhälften miteinander inte-

griert sind. In der klinischen Psychologie gibt es den Satz: *»Jede Krankheit hat ihre zerebrale Dominanz.«* Das Gehirn ist die Koordinationszentrale des ganzen Körpers. Bei Behinderungen wird das besonders deutlich. Aus der Legasthenieforschung ist bekannt, daß Stotterer beim Singen nicht mehr stottern. Das Singen beschäftigt nämlich beide Gehirnhälften zur gleichen Zeit. Die eine Gehirnhälfte ist mehr den analytischen Fähigkeiten zugeordnet, die andere mehr den intuitiven.

Wenn wir längere Zeit immer nur aus der dominanten Gehirnhälfte heraus leben, heißt das nicht, daß wir die andere nie benutzen. Aber die dominante Seite wird eben mehr benutzt als die andere. Die Einseitigkeit führt zu Unausgewogenheiten im energetischen Bereich. Diese manifestieren sich erst über Jahre und Jahrzehnte. Daraus entwickeln sich Verhaltensmuster, die wir nicht leben wollen, und in weiterer Folge möglicherweise auch Krankheiten. Daher sollten wir sicherstellen, daß beide Gehirnhälften stets zur gleichen Zeit arbeiten können. Das ist eine wichtige Basis für unsere Gesundheit.

Mit Hilfe von kinesiologischen Muskeltests können wir ganz gezielt ein Übungsprogramm für die Gehirnintegration zusammenstellen, das auch die Fingermodi beinhaltet. Mehr Informationen über das Gebiet der *Kinesiologie* finden Sie im Anhang.

Sexuelle Energie

Wenn wir den Ausdruck »sexuelle Energie« hören, denken viele von uns zuerst in die verkehrte Richtung – nämlich in Richtung »praktizierte Sexualität«. In der chinesischen Medizin ist es jedoch so, daß die sexuelle Energie zu 95 Prozent aus heilender Organenergie und nur zu 5 Prozent aus praktizierter Sexualität besteht. Wir denken, wenn wir Sexualität hören, meistens nur an die 5 Prozent. Von den 95 Prozent wissen wir häufig entweder gar nichts oder nur sehr wenig.

Ich habe bei verschiedenen Modi darauf hingewiesen: »Stärkt die sexuelle Energie.« Gemeint damit ist, daß die sexuelle Energie als ganzkörperliche Heilenergie angeregt wird. Es geht hier nicht darum, daß wir zum Sexprotz werden oder durch gestärkte sexuelle Energie größere sexuelle Bedürfnisse entwickeln.

Die aktivierte sexuelle Energie hilft uns, das Rad der fünf Elemente und daher auch unser gesamtes Meridiansystem zu balancieren.

Das Rad der fünf Elemente
Sehen wir uns einmal das Rad der fünf Elemente an:

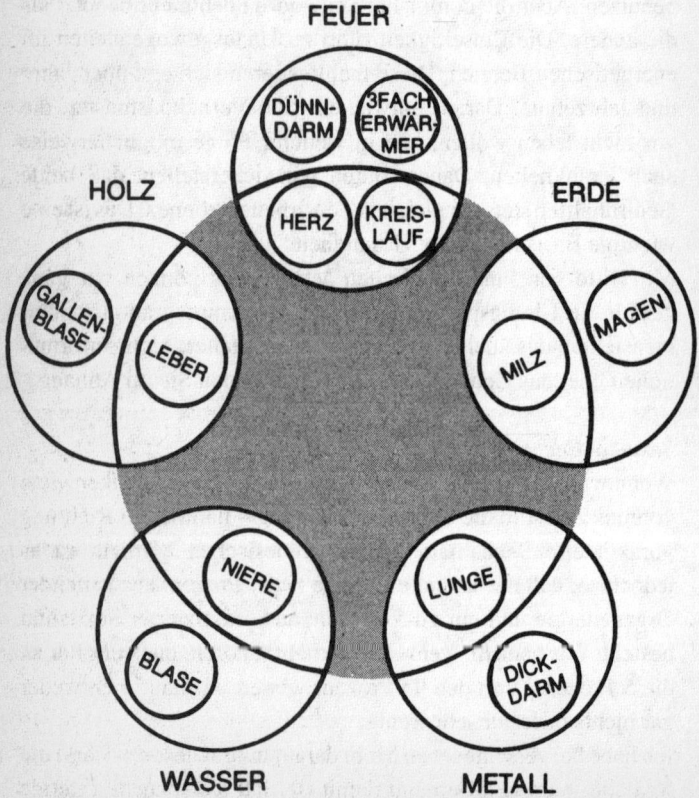

Beschreibung zur Skizze:

Wir sehen oben das *Feuer-Element*. Es ist *rot*, und das Klima ist *heiß*. Unten ist das *Wasser-Element*. Es ist *blau*, und das Klima ist *kalt*. An der linken Seite befindet sich das *Holz-Element*. Es ist *grün*, und das Klima ist *feucht*. Auf der rechten Seite ist das *Metall-Element*. Es ist *weiß*, und das Klima ist *trocken*. Diese Klimata vereinigen sich im *Erd-Element*. Es ist *gelb*.

Das Feuer-Element hat viele unterstützende Energie, um »feurig« zu sein. Wir haben im Feuer-Element als einzigem Element vier Energien. Dies sind die Energie des Herzens, des Dünndarms, des Kreislaufs und des Dreifachen Erwärmers (Schilddrüse). Dem Feuer-Element sind außerdem noch die Thymusdrüse und die Nebennieren zugeordnet. Dadurch ist das Feuer-Element sehr stark. Im Holz-Element gibt es die Energie der Leber und der Gallenblase. Im Metall-Element finden wir die Energie der Lunge und des Dickdarms. Im Wasser-Element finden wir die Nieren- und Blasen-Energie. Die Energie des Magens und der Milz sind dem Erd-Element zugeordnet.

Das Feuer-Element ist in unserem Teil der Welt sehr dominierend. Wenn das Feuer-Element zu stark ist, verbrennt das Feuer das ganze Holz und die Erde. Es läßt das Wasser verdunsten und schmilzt das Metall. Dieser Zustand führt zu Krankheit. Wenn das Feuer im Körper zu groß ist, läßt es sich nur schwer beruhigen. Ist es aber gelungen, so wächst das Holz wieder. Die Erde bringt Früchte hervor, weil genügend Wasser da ist. Die kühle Energie verhindert, daß das Metall geschmolzen wird.

Wenn wir das Gesetz der Elemente ein bißchen verstehen, begreifen wir auch, warum sich der Körper oft nur langsam regenerieren kann. Besonders dann, wenn es sich um Menschen mit schwacher Energie handelt. Dazu zählen Allergiker und Leute, bei denen das Immunsystem geschwächt ist.

Im Sommer läßt sich das oft sehr deutlich beobachten. An heißen Tagen haben viele Menschen Probleme mit Kreislauf, Herz und Blutdruck. Sie stöhnen und leiden, sind zur Arbeit nicht zu gebrauchen, aber sonst geht's ihnen gut. Was passiert bei heißem Wetter? Wenn unser Körper zu heiß ist und zusätzlich Sommerhitze dazukommt, kann der Körper die Hitze innen und außen nicht mehr in der Balance halten. Die Sicherung brennt durch.

Was hat die sexuelle Energie mit den fünf Elementen zu tun?
Wir hörten bereits, daß im Feuer-Element vier Energieströme vertreten sind: Kreislauf-, Dreifacher Erwärmer-, Herz- und Dünndarmmeridian. Im Wasser-Element hingegen sind es nur zwei: Nieren- und Blasen-Meridian. Die sexuelle Energie ist dem Wasser-Element zugeordnet. Störungen mit zunehmendem Alter sind in diesem Bereich keine Seltenheit. Prostatabeschwerden, Harn verlieren – wir können ihn einfach nicht mehr halten –, Menstruationsbeschwerden, Krämpfe, allgemeine Unlust und Wechselbeschwerden: all das gehört zum Thema »sexuelle Energie«.

Die Ursache liegt zu einem sehr hohen Prozentsatz im Feuer-Element. Durch unsachgemäße Ernährung wird beispielsweise das Feuer im Körper zu groß und verbrennt alle anderen Elemente. Wenn das passiert, steht es um die kalte Energie (Wasser-Element) sehr schlecht.

Wir müssen unsere sexuelle Energie kultivieren. Das können wir z. B. durch die Unterstützung mit richtigem Essen, durch das Halten der Fingermodi und durch die Übungen, die im Buch »Richtig essen zur richtigen Zeit« beschrieben sind, erreichen. Wenn uns die sexuelle Energie als heilende Organenergie zur Verfügung steht, kann sie diese Funktion auch als ganzkörperliche Organbalance erfüllen.

Wenn Männer Probleme mit Prostata und dem Blasenbereich haben und Frauen Schwierigkeiten mit dem Unterleib (Eierstöcke, Gebärmutter, Vagina, Ausfluß, Menstruation etc.), sollten sie sich um die Balance der sexuellen Energie kümmern. Dies wird sie relativ schnell von diesen Imbalancen befreien.

5. Einige Geschichten aus der Praxis

Der Seefahrtmodus
Ich unternahm mit einer Gruppe von zwanzig Personen eine Seefahrt in Thailand. Es wurde stürmisch, die Emotionen der Teilnehmer wurden noch stürmischer. Vielen wurde sehr übel, und auch die bekannte Gesichtsfärbung blieb nicht aus. Während dieser Fahrt beschäftigte ich mich mit meinem Buch über die Fingermodi. Mir selbst ging es bei dem Sturm gut. Einige Leute fragten mich um Rat, was sie gegen ihre Übelkeit tun könnten. Die Modi lagen vor mir auf dem Tisch. Es war deshalb relativ einfach, den geeigneten Fingermodus herauszusuchen. Der Fingermodus Nr. 32 – *Atmung* – zeigte bei dem Test an. Die Seekranken hielten ihre Finger in der beschriebenen Stellung. Innerhalb von fünf bis zehn Minuten hatten sie wieder eine normale Gesichtsfarbe, und das Gefühl der Übelkeit war nahezu völlig verschwunden.

Fingermodus hilft beim Übersetzen
Letzten Sommer veranstalteten wir einen Kurs über Kinesiologie mit Dr. Paul Dennison. Da Paul nur Amerikanisch spricht, bat ich Wolfgang, einen alten kinesiologischen Freund, die Übersetzung während des Kurses zu übernehmen. Pauls Sprache ist nicht leicht verständlich, und so hatte er zunächst einige Mühe, das Gesagte zu verstehen und ins Deutsche zu übertragen. In der ersten Pause zeigte Kim ihm einen Fingermodus, den er während des Sprechens halten solle. Als der Unterricht wieder weiterging, hielt Wolfgang den Modus und meisterte seine Aufgabe hervorragend. Er sprach flüssig, setzte richtige Betonungen und brachte dazu noch Schwung in die Sache.
Nach einiger Zeit fiel mir auf, daß er sich wieder anstrengte. Wolfgang suchte nach Worten, Kunstpausen mit »ääähh« kamen wieder vor: Er hatte in der Zwischenzeit vergessen, seinen Fingermodus zu halten. Ich deutete ihm mit wilden Gesten, daß er

doch seine Finger wieder zusammenstecken solle. Er tat es – und ein Wunder geschah: Wie durch einen Zauberschalter eingeschaltet, sprach er seine Übersetzung wieder leicht und locker. Dieses Ein- und Abgeschaltetsein bemerkten auch andere Kursteilnehmer und zeigten sich an Kims Modusarbeit interessiert. Die Reaktion der Teilnehmer war ein weiterer Ansporn, mit dem Schreiben eines Buches über Fingermodi nun möglichst bald zu beginnen.

Diese Geschichte hier ist aber noch nicht zu Ende.

An einem der Kurstage war es besonders heiß und schwül. Kein Lüftchen regte sich, und die Kursteilnehmer hatten Mühe, mit Konzentration beim Thema zu bleiben.

Kim testete für die Gruppe einen Modus aus, der das Hitzeempfinden balancieren sollte. Ein Großteil der Teilnehmer hielt den Modus – er war für den Kurs übrigens sehr gut geeignet, denn die rechte Hand blieb frei zum Schreiben.

Innerhalb von fünfzehn Minuten fühlten sich die Teilnehmer, einschließlich mir selbst, wieder frisch und munter und konnten mühelos dem Kurs folgen.

Do-Ri Rydl

Teil II
DIE PRAKTISCHE ANWENDUNG
DER FINGERMODI

Von der Theorie kommen wir nun zur Praxis. Zum besseren Verständnis haben wir im folgenden die für die Fingermodi wichtigen Bereiche genau gekennzeichnet. Bei jedem Fingermodus finden Sie eine exakte Beschreibung der Fingerhaltung. Ich empfehle, die Beschreibung *genau* zu lesen, das Bild zu betrachten und, nachdem Sie Ihre Finger in diese Position gebracht haben, alles noch einmal zu kontrollieren, denn die einzelnen Fingerstellungen werden leicht verwechselt.

Genaues Hinsehen und Aufmerksamkeit beim Zusammenstecken der Finger sind hier also wichtig!

Unter »Zeit« ist aufgeführt, wie lange, wie oft pro Tag und mit wieviel Minuten Abstand der Modus gehalten werden soll, damit er seine Wirkung voll entfalten kann. Unter Wirkung verstehe ich hier die Balance der verschiedenen Probleme.

Unter »Anmerkung« ist jeweils die Zeitdauer vermerkt, die wir brauchen, wenn eine Imbalance sich bereits in Form einer Krankheit zeigt. Dann fehlt in einem bestimmten System des Körpers besonders viel Energie. Wenn wir nun den Fingermodus länger halten, als es bei einer Imbalance normalerweise notwendig ist, wird der Körper durch die entstehende Energie weiter angeregt, sich selbst zu helfen. Indem wir dem Körper mehr Energie zur Verfügung stellen, als er durch seine Erkrankung verbraucht, werden die Selbstheilungskräfte aktiviert.

Wichtig: Die Fingermodi lassen sich immer *unterstützend* anwenden. Sie greifen weder in eine schulmedizinische oder homöopathische Therapie ein, noch können sie eine medizinische Behandlung ersetzen. Jeder der einzelnen Modi wirkt für sich allein. Wenn wir jedoch mehr für uns tun wollen oder wenn wir es mit schweren Imbalancen bzw. Krankheiten zu tun haben, sollten wir eine Kombination der Modi einsetzen. Bei einigen Fingermodis finden Sie eine Kombination von Fingerstellungen, die sich schon bewährt hat. Der eigenen Phantasie in der Zusammensetzung sind jedoch keine Grenzen gesetzt.

Aber eines ist wichtig! Wenn wir einen Modus oder eine Kombination verschiedener Modi für unser Problem herausgefunden haben, ist es ratsam, sie mindestens eine Woche lang beizubehalten. Es ist nicht zu empfehlen, jeden Tag eine andere Fingerstellung anzuwenden! Spüren wir z. B. einen Schmerz nicht mehr, so sollten wir nicht sofort mit dem betreffenden Modus aufhören. Selbst bei völliger Schmerzfreiheit halten wir den Modus ab diesem Zeitpunkt noch vier Tage länger, damit sich die erreichte Balance wirklich stabilisieren kann. Die Fingermodi lassen sich immer dann gut anwenden, wenn unsere Hände gerade nichts zu tun haben. Viele Modi werden nur mit einer Hand gehalten. Wenn ein Fingermodus rechts und links die gleiche Stellung hat, kann er auch z. B. während des Schreibens mit der anderen Hand gehalten werden.

Bei Bettlägerigkeit oder Krankheit, beim Fernsehen oder während eines Gesprächs und in vielen anderen Situationen des täglichen Lebens lassen sich die Fingermodi einzeln oder in Kombination sehr gut einsetzen.

Ich empfehle auch, soweit das die Umstände erlauben, einen Kurzzeitwecker zu verwenden, um nicht jedesmal die Zeitdauer selbst kontrollieren zu müssen.

»Viel hilft viel« – diese Aussage stimmt nicht immer! Genauso, wie wir Medikamente nicht wahllos und in Massen einnehmen, so suchen wir auch die Fingermodi sehr überlegt aus. Wir sollten uns auf jeden Fall an die angegebenen Zeiten halten und die Fingermodi wirklich regelmäßig anwenden. *Es geht hier auch darum, die Schönheit und Stärke disziplinierten Tuns zu entdekken.* Machen Sie stets auch von den Kombinationsmöglichkeiten der Modi Gebrauch.

Anwendung der Fingermodi beim Fernsehen
Das Halten der Fingermodi beim Fernsehen ist eine gute Gelegenheit, die Mudras täglich anzuwenden. Dabei können wir nämlich nichts essen, trinken oder naschen. Je weniger wir an Süßigkeiten, Chips, Limonaden, Bier und sonstigem während des Fernsehens unkontrolliert in uns hineinstopfen, desto mehr nützen wir unserem Körper.

1. Hände – ein Indikator für die Lebenskraft

Wer eine schwache Kondition hat, kann auch keinen klaren und festen Händedruck vortäuschen. Wir bilden uns ein, Kraft in den Händen zu haben, aber oft ist sie nicht gleichmäßig verteilt. Dies ist bereits ein Hinweis auf die erste Imbalance.

Probieren Sie einmal folgendes:
1. Drücken Sie jemandem wirklich fest die Hand.
   Spüren Sie, wie sich das anfühlt.
2. Nun halten Sie den Modus »*Fingerbeweglichkeit*«.
3. Drücken Sie der gleichen Person wieder fest die Hand.
   Wie fühlt sich das jetzt an?
Sie werden jetzt wahrscheinlich feststellen, daß jeder einzelne Finger gleichmäßig stark zudrückt.

2. Die Bezeichnung der Daumen- und Fingerglieder

Handaußenseite

I. Daumen

  1. Daumenspitze
  2. Daumennagel
  3. Daumennagelfalz innen
  4. Daumennagelfalz außen
  5. Erstes Daumengelenk
  6. Daumengrube

II. Zeigefinger

  7. Zeigefingernagel

III. Mittelfinger

  8. Mittelfingerkuppe
  9. Mittelfingernagel
10. Mittelfingernagelfalz innen
11. Mittelfingernagelfalz außen

IV. Ringfinger

12. Ringfingernagel
13. Ringfingernagelfalz innen
14. Ringfingernagelfalz außen

V. Kleinfinger

15. Kleinfingernagel
16. Kleinfingernagelfalz innen

Handaußenseite

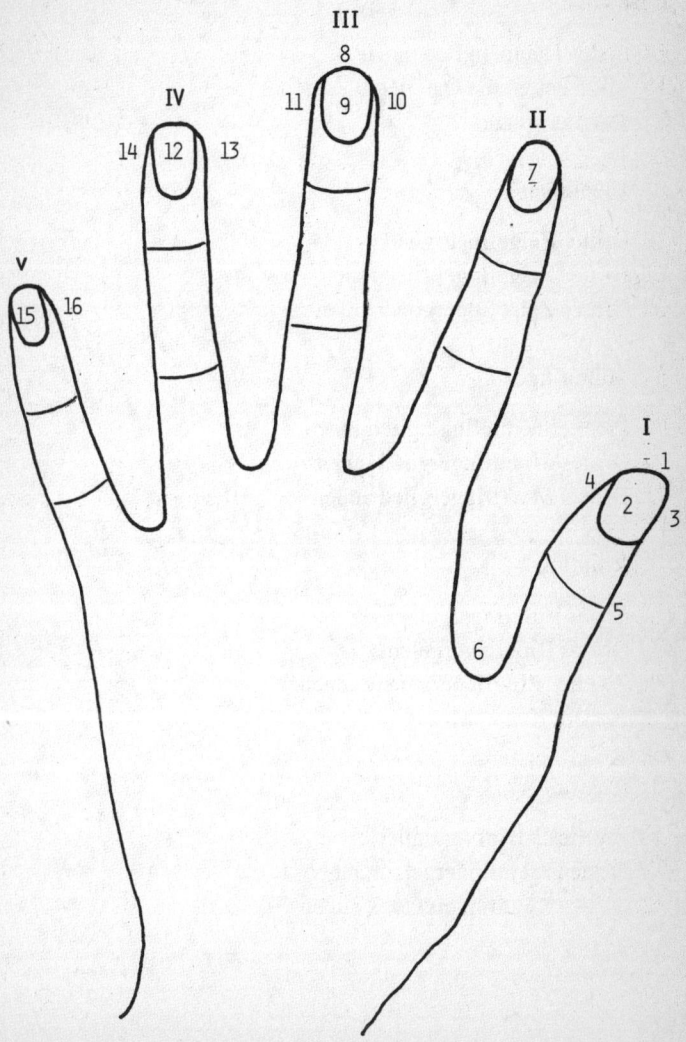

Handinnenseite

I. Daumen

17. Erstes Daumenglied innen
18. Mitte des ersten Daumengliedes
19. Daumenwurzel

II. Zeigefinger

20. Drittes Zeigefingerglied
21. Drittes Zeigefingerglied innen
22. Drittes Zeigefingerglied außen

III. Mittelfinger

23. Zweites Mittelfingerglied innen
24. Drittes Mittelfingerglied innen
25. Drittes Mittelfingerglied außen

IV. Ringfinger

26. Erstes Ringfingergelenk
27. Drittes Ringfingergelenk
28. Zweites Ringfingergelenk innen
29. Äußere Kante des 2. Gliedes

V. Kleinfinger

30. Zweites Kleinfingerglied
31. Drittes Kleinfingergelenk innen
32. Drittes Kleinfingergelenk außen

Handinnenseite

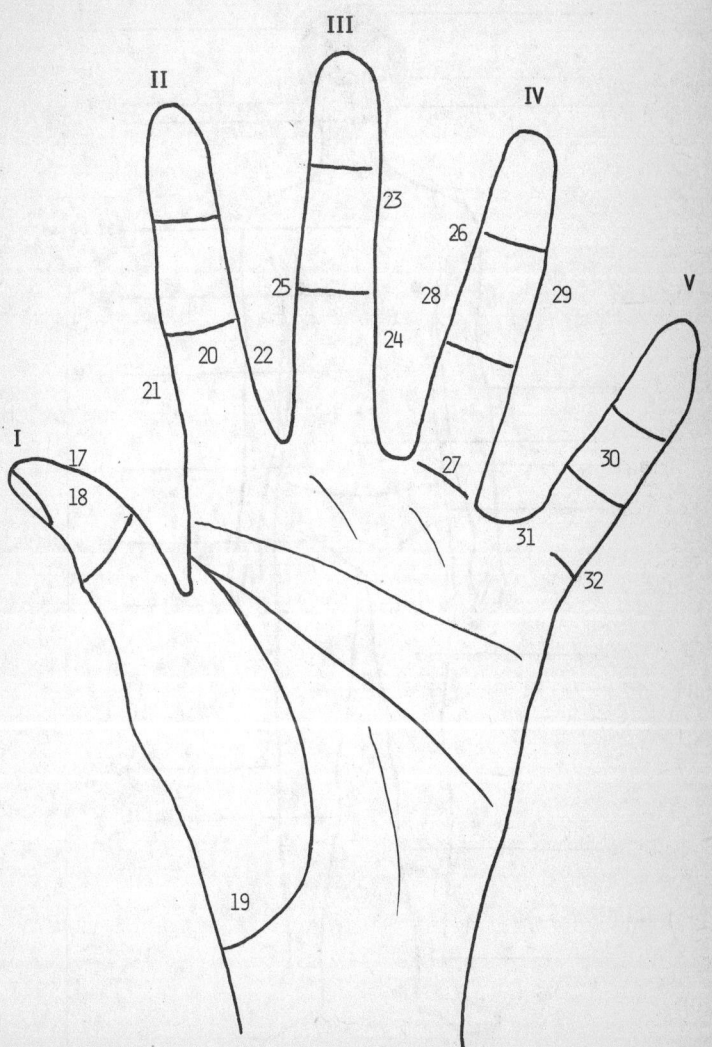

3. Symptome und die geeigneten Modi

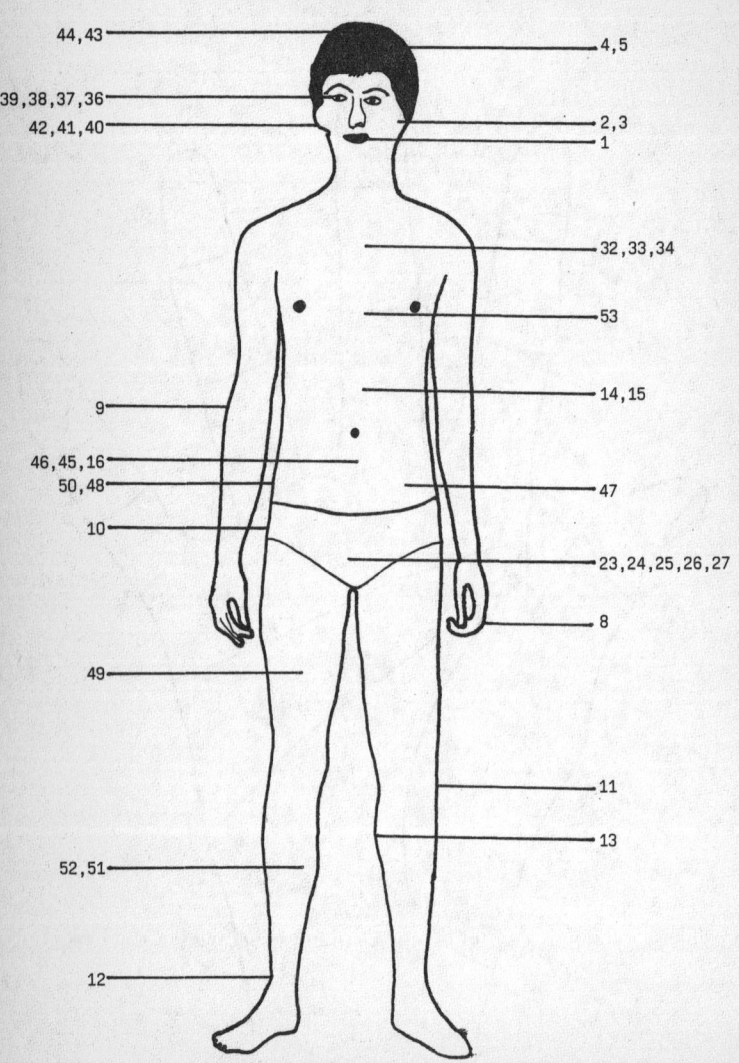

Körpervorderseite

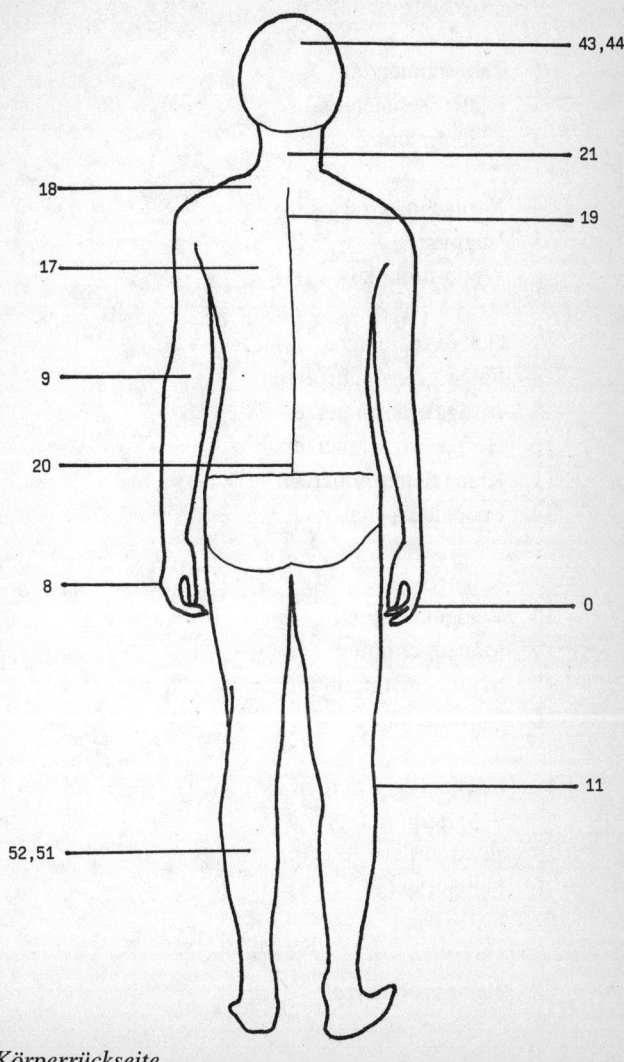

Körperrückseite

4. Verzeichnis der Symptome

	0	Fingerbeweglichkeit
I.	1	Zahnschmerzen
	2	Kiefernschmerzen
	3	Kiefergelenk
II.	4	Kopfschmerzen
	5	Migräne
	6	Wetterfühligkeit
III.	7	Gelenkschmerzen
	8	Fingergelenkschmerzen
	9	Armgelenkschmerzen
	10	Hüftgelenkschmerzen
	11	Kniegelenkschmerzen
	12	Fußgelenkschmerzen
IV.		Krämpfe
	13	Wadenkrämpfe
	14	Magenkrämpfe
	15	Magenverstimmung
	16	Darmkrämpfe
V.	17	Rückenbeschwerden
	18	Schultergürtel
	19	Brustwirbel
	20	Lendenwirbel
	21	Halswirbel
VI.	22	Nervenschmerzen
VII.		Unterleib

Teil III
BESCHREIBUNG DER
EINZELNEN MODI

0 Fingerbeweglichkeit

Hände:	beide
Beschreibung:	Mittel-, Ring- und Kleinfinger rund um den Daumennagel
Zeit:	4 Minuten, 5 x täglich, 20 Minuten Mindestabstand
Anmerkung:	Im Krankheitsfall soll dieser Fingermodus 4 Minuten, 10 x täglich, 5 Minuten Mindestabstand gehalten werden.

Aus der Sicht der chinesischen Medizin sind unsere Hände und die Kraft der Hände ein Indikator für unsere Lebenskraft.

Wir können die Lebenskraft erhöhen, sobald wir mit unseren Händen in energetisch sinnvoller Weise arbeiten.

Wenn wir beginnen, uns mit den Fingermodi zu beschäftigen, ist es wichtig, daß die Finger beweglicher werden. Bisher sind wir noch nicht gewöhnt, die Finger in den Modusstellungen zu halten. Der Modus »Fingerbeweglichkeit« ist die Basis für alle anderen Modi. Wenn wir »normal bewegliche« Finger haben, halten wir uns an die Normalzeit. Sind unsere Finger weniger beweglich, entscheiden wir uns für die Zeit, die unter »Anmerkung« angegeben ist.

Den Fingermodus Fingerbeweglichkeit können wir außerdem immer dann halten, wenn wir unsere Hände gerade nicht für eine andere Tätigkeit brauchen.

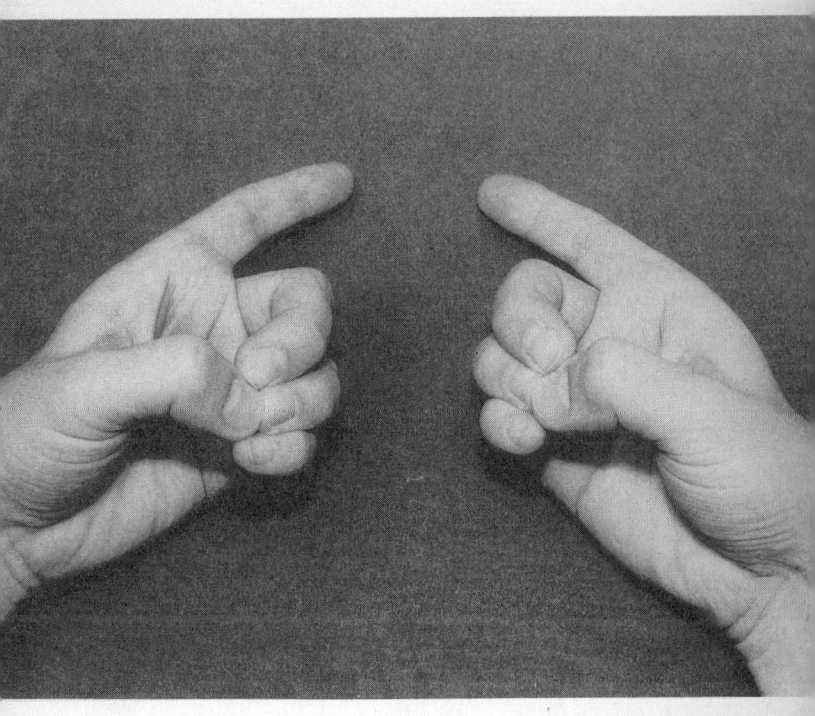

I. 1 Zahnschmerzen
2 Kieferschmerzen
3 Kiefergelenk

1 Zahnschmerzen

Hände: beide

Beschreibung: rechter Daumen auf die Innenseite des linken
                    Ring- und Kleinfingers,
                    die übrigen Finger der rechten Hand auf den
                    linken Ring- und Kleinfingerrücken

Zeit: 4 Minuten, 3 x täglich, 5 Minuten Mindest-
                    abstand

Anmerkung: Im Krankheitsfall soll dieser Fingermodus
                    18 Minuten, 5 x täglich, mit 12 Minuten
                    Mindestabstand gehalten werden.

Jene, die davon betroffen sind, wissen, was ich meine. Es gibt
manchmal Schmerzen im Zahn- und Kieferbereich, die sich in
dem Moment, wo wir beim Zahnarzt sind, aufgelöst haben.
Plagen uns die Zahnschmerzen auch beim Zahnarzt, kann er
mitunter keine Problemverursacher feststellen.
Der Modus »Zahnschmerzen« ist für diese Fälle gedacht.
Er balanciert verschiedene Organ-Energien. Vor allen Dingen
beruhigt er die Nerven, weil er zentrale Energien des Körpers in
die Balance bringt.

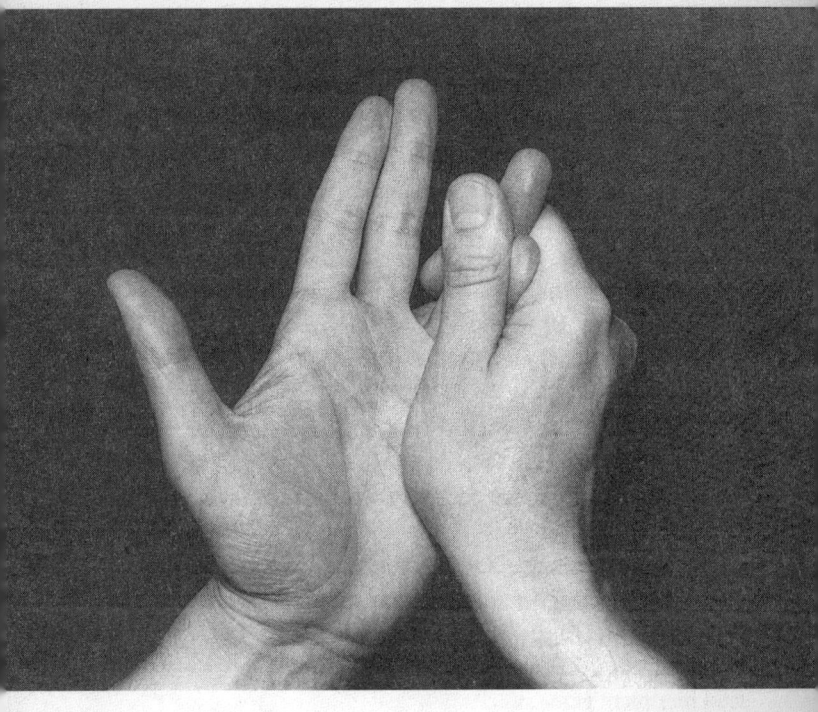

2 Kieferschmerzen

Hände: beide

Beschreibung: die Hände falten, die beiden Mittelfinger
                 aufstellen und aneinanderlegen

Zeit: 4 Minuten, 3 x täglich, 10 Minuten Mindest-
                 abstand

Anmerkung: Im Krankheitsfall soll dieser Fingermodus
                 18 Minuten, 5 x täglich, mit 14 Minuten
                 Mindestabstand gehalten werden.

Hier sind jene Schmerzen gemeint, für deren Ursache es keine
ärztlich nachweisbaren Gründe gibt.
Selbst wenn der Zahnarzt oder der Kieferorthopäde nichts finden
kann, verspüren wir trotzdem manchmal ein Ziehen im Kiefer-
knochen, das unangenehm sein kann. Diese Beschwerden tau-
chen auch bei einer bestimmten Wetterlage oder bei Genuß eines
Nahrungsmittels auf.
Hypersensitive Zähne, die auf Saures oder Kaltes ansprechen,
sind hier nicht gemeint.
Der Modus »Kieferschmerzen« balanciert zentrale Organ-Energien und besonders den Solarplexusbereich.

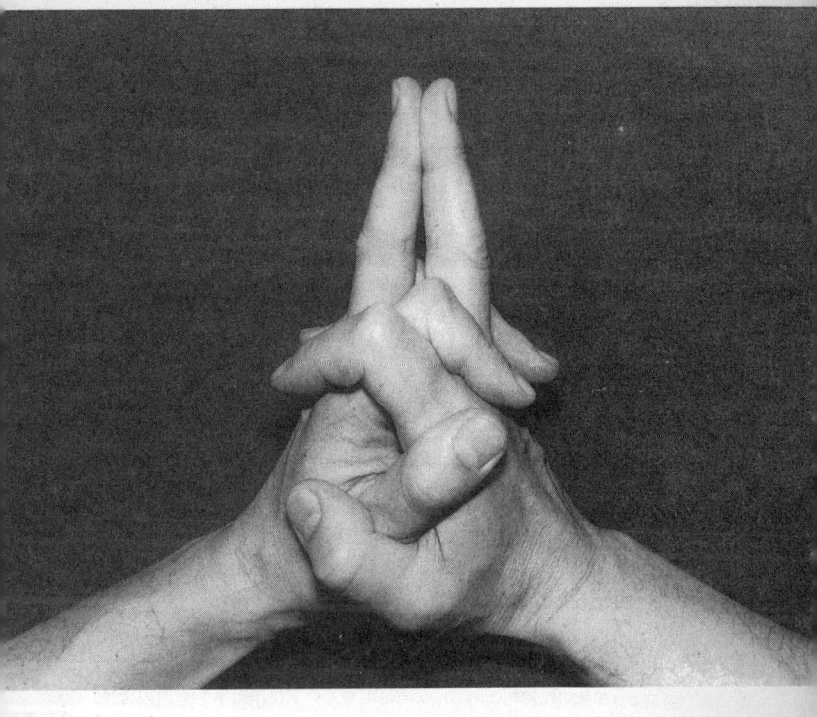

3 Kiefergelenk

Hände: beide

Beschreibung: *die rechte Hand:*
                Daumenspitze auf Ringfingernagelfalz innen,
                Zeigefinger auf erstes Daumengelenk,
                Kleinfinger auf die Daumenwurzel;
                die linke Hand:
                Daumen und Mittelfinger zusammen

Zeit: 3 Minuten, 2 x täglich, 25 Minuten Mindest-
                abstand

Das Kiefergelenk nimmt in der Energielehre eine zentrale Stellung ein, da sehr viele Nerven durch das Kiefergelenk zum Gehirn
laufen.
Es ist also besonders wichtig, daß die Funktion des Kiefergelenks
in der Balance ist.
Ich weise darauf hin, daß dieser Modus keine Kieferkorrektur (!)
darstellt.
Der Modus »Kiefergelenk« ist eine Unterstützung bei nichtkor-
rigierbaren Kiefergelenkssymptomen, bzw. dient als zusätzliche
Hilfe bei der Kieferkorrektur durch den Kieferorthopäden.

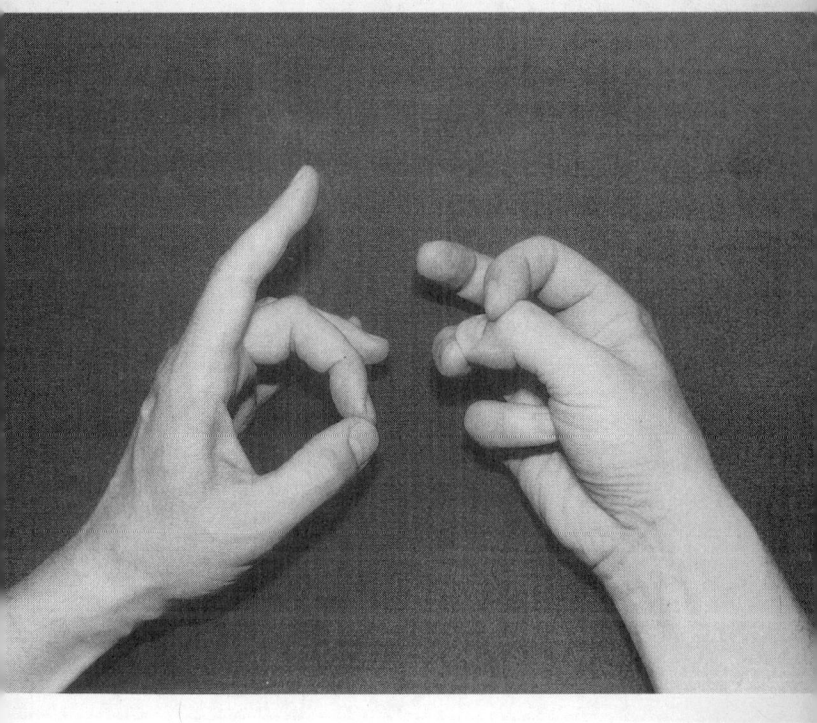

II.   **4 Kopfschmerzen**

5 Migräne

6 Wetterfühligkeit

4 Kopfschmerzen

Hände: beide

Beschreibung: *die rechte Hand:*
                Daumen, Zeige- und Mittelfinger zusammen;
                die linke Hand:
                Daumen auf drittes Zeigefingerglied seitlich,
                Ringfinger auf die Daumenwurzel

Zeit: 7 Minuten, 2 x täglich, 7 Minuten Mindest-
                abstand

Hier geht es um unspezifische Kopfschmerzen, die nicht beson-
deren Symptomen im Körper zuzuordnen sind.
Alle, die etwas für sich tun wollen und nicht gleich zur Tablette
greifen, sind mit dieser Fingerstellung gut beraten.
Der Modus »Kopfschmerzen« kann auch als Vorbeugungsmaß-
nahme verwendet werden. D. h., wenn ich weiß, daß ich in einer
bestimmten Situation Kopfschmerzen bekomme, kann ich ihn
schon prophylaktisch anwenden.

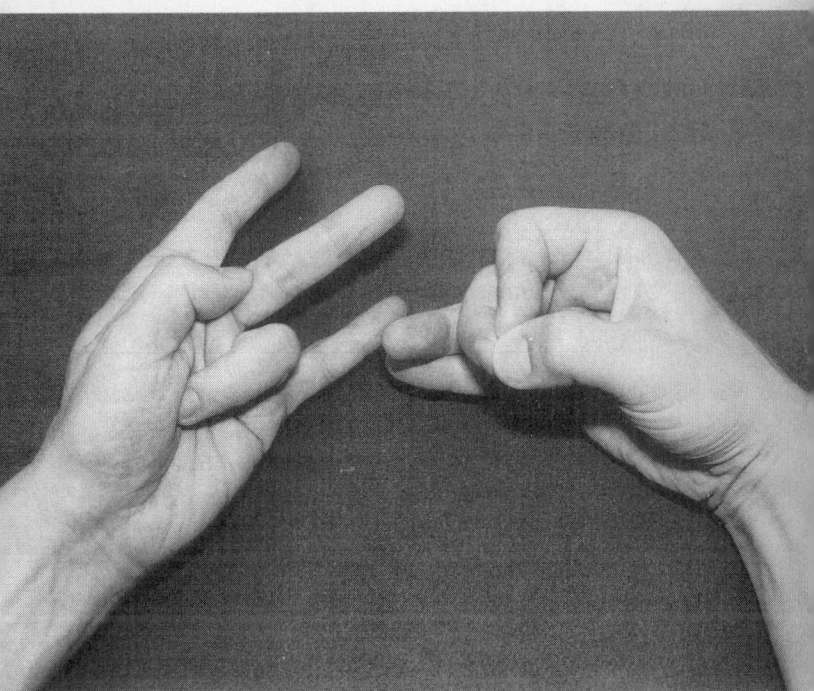

5 Migräne

Hände: beide

Beschreibung: Zeigefinger auf erstes Daumengelenk

Zeit: 3 Minuten, 6 x täglich, 4 Minuten Mindest-
                     abstand

Anmerkung: Im Krankheitsfall soll dieser Fingermodus
                     8 Minuten, 8 x täglich, mit 5 Minuten
                     Mindestabstand gehalten werden.

Vielen Menschen, denen nicht geholfen werden kann, wissen,
wie hilfreich es ist, selbst etwas tun zu können.
Dieser Modus balanciert die Hauptenergien ganzheitlich in unse-
rem Körper. Wir unterstützen den Körper in seinem Bemühen,
sich selbst zu balancieren. Bitte die Haltezeiten genau beachten!
Der Modus »Migräne« kann vorbeugend eingesetzt werden.
Wenn wir ihn im akuten Fall öfter und länger halten, kann er den
Schmerz lindern und balancieren.

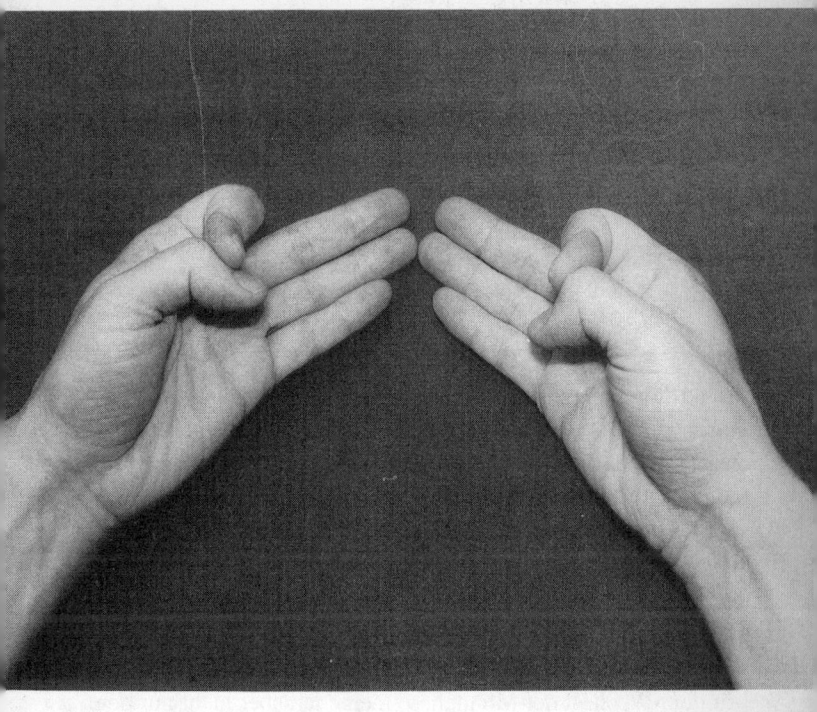

6 Wetterfühligkeit

Hände: beide

Beschreibung: *die rechte Hand:*
                    Daumenspitze auf Ringfingernagelfalz innen,
                    Zeigefinger auf erstes Daumengelenk;
                    die linke Hand:
                    Daumen und Kleinfinger zusammen

Zeit: 3 Minuten, 2 x täglich, 25 Minuten Mindest-
                    abstand

Wetterfühligkeit besteht nicht nur darin, daß man einen Wetter-
umschwung voraussagen kann und Schmerzen im Körper auftau-
chen (z. B. Narben von Operationen und Verletzungen schmerzen
plötzlich). Menschen, die zur Wetterfühligkeit neigen, sind wind-
anfällig und dabei stark in ihrer Lebensqualität eingeschränkt.
Wetterfühligkeit äußert sich auch durch die Abhängigkeit von
den Mondphasen. Das häufige nächtliche Aufwachen nicht nur
beim Wechsel der Mondphasen ist ebenfalls ein Anzeichen für
Wetterfühligkeit.
Mit dem Wechsel der Mondphase meine ich aber nicht nur den
Vollmond. Jede Woche gibt es eine Mondphase: Neumond, Vollmond und die beiden Halbmonde.
Symptome, die mit den Mondphasen zusammenfallen, haben
auch eine Auswirkung auf die Menstruation. Frauen mit Regel-
beschwerden sollten den Modus »Wetterfühligkeit« kombinieren
mit dem Modus Nr. 23.

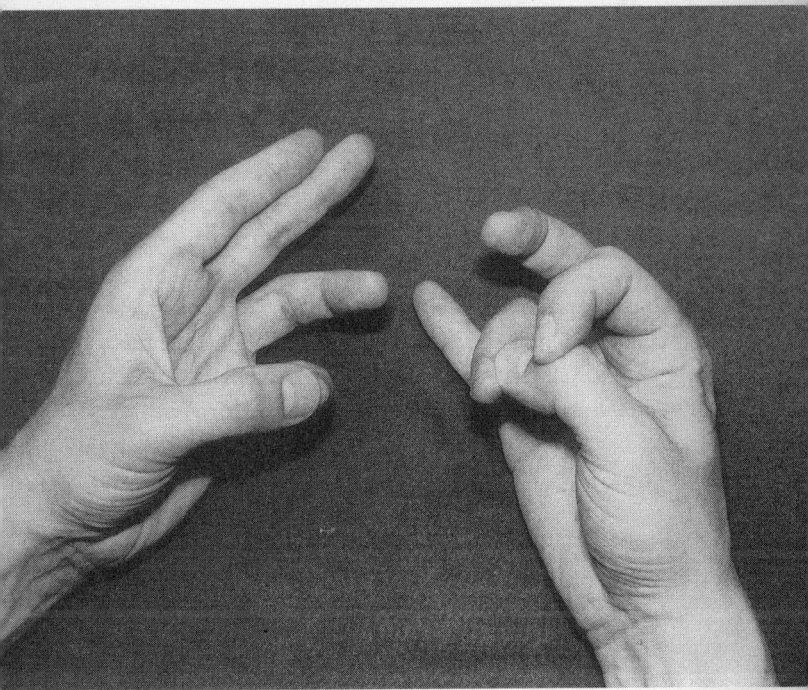

7 Gelenkschmerzen

Hände: beide

Beschreibung: *die rechte Hand:*
                 Daumen und Ringfinger zusammen;
                 die linke Hand:
                 Daumen und Mittelfinger zusammen

Zeit: 15 Minuten, 4 x täglich, 35 Minuten Mindest-
                 abstand

Anmerkung: Im Krankheitsfall soll dieser Fingermodus
                 30 Minuten, 6 x täglich, mit 25 Minuten
                 Mindestabstand gehalten werden.

Dieser Modus balanciert Schmerzen in den Gelenken.
Wir können ihn auch zur Unterstützung bei medizinischen An-
wendungen und Therapien verwenden.
Der Modus »Gelenkschmerzen« wird als Aktivierungsmodus für
die nachfolgenden spezifischen Gelenkmodi eingesetzt.

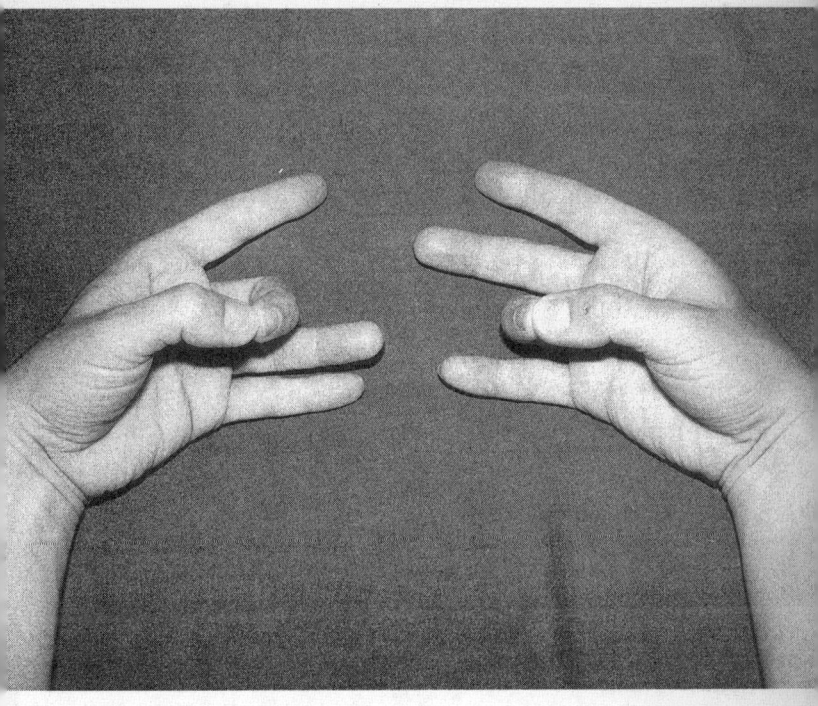

8 Fingergelenkschmerzen

Hände: beide

Beschreibung: Daumeninnenseite auf den Ringfingernagel
                legen

Zeit: 4 Minuten, 3 x täglich, 12 Minuten Mindest-
                abstand

Anmerkung: Im Krankheitsfall soll dieser Fingermodus
                18 Minuten, 5 x täglich, mit 14 Minuten
                Mindestabstand gehalten werden.

Der Modus Nr. 0 – Fingerbeweglichkeit – läßt unsere Finger
beweglicher werden und bereitet uns für das Halten der anderen
Modi vor.
Modus Nr. 0 in Verbindung mit diesem Modus wirkt speziell auf
die Fingergelenke.
Der Modus »Fingergelenkschmerzen« unterstützt viele Organe
und Organ-Energien. Er beruhigt das Herz und wirkt auf eine
verbesserte Atmung ein.

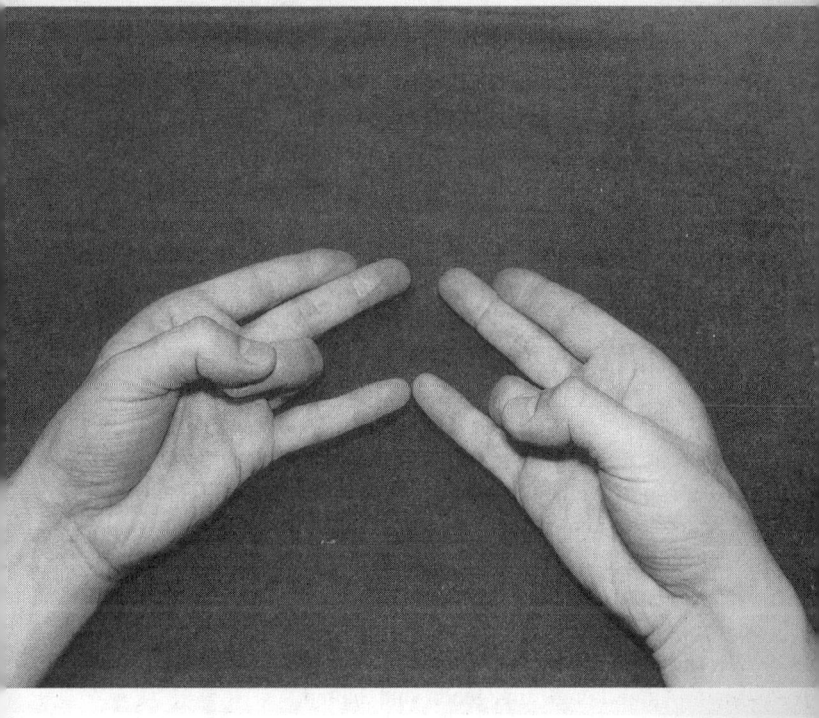

9 Armgelenkschmerzen

Hände: beide

Beschreibung: rechten Daumen leicht auf die Innenseite des
                linken Mittelfingers legen,
                die übrigen Finger der rechten Hand auf den
                Mittelfingerrücken legen

Zeit: 4 Minuten, 3 x täglich, 6 Minuten Mindest-
                abstand

Anmerkung: Im Krankheitsfall soll dieser Fingermodus
                18 Minuten, 5 x täglich, mit 8 Minuten
                Mindestabstand gehalten werden.

Dieser Modus unterstützt speziell die Energie in den Armen. Die
Schmerzen in den Armgelenken werden gelindert.
Auch hier ist es wichtig, daß wir mit uns Geduld haben. Schließlich sind die Gelenkschmerzen nicht über Nacht entstanden,
daher braucht auch die Balance etwas länger.
Wir sollten uns daher im Bedarfsfall unbedingt an die Zeiten, die
unter »Anmerkung« angegeben sind, halten.

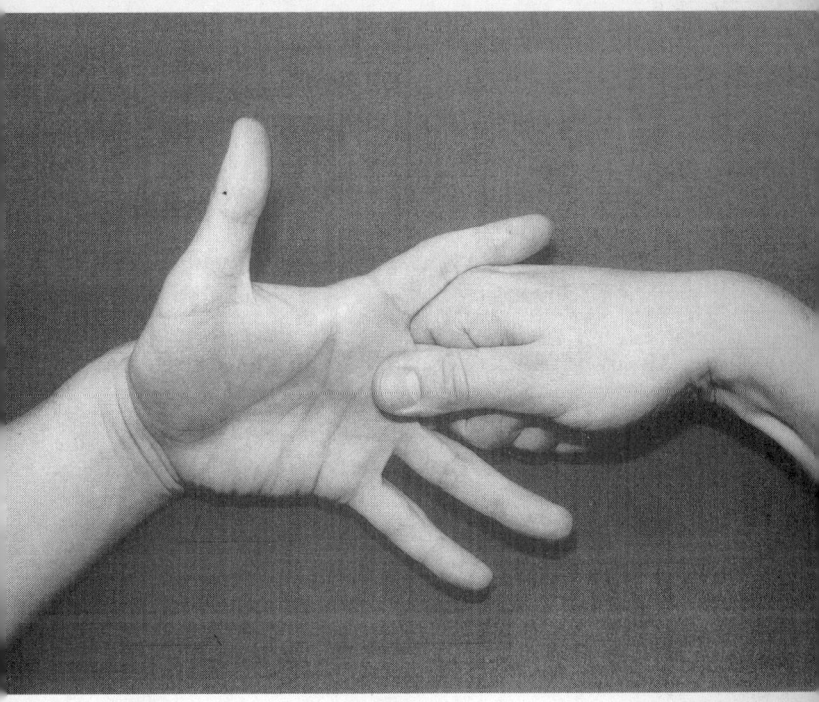

10 Hüftgelenkschmerzen

Hände: beide

Beschreibung: *die rechte Hand:*
                    Daumennagel auf drittes Mittelfingerglied;
                    die linke Hand:
                    Daumen und Ringfinger zusammen

Zeit: 9 Minuten, 4 x täglich, 15 Minuten Mindest-
                    abstand

Dieser Modus balanciert speziell die Energie im Becken- und
Hüftbereich. Von hier aus geht die energetische Versorgung zu
den Beinen.
Daher ist der Modus »Hüftgelenkschmerzen« auch für jene Leute
geeignet, die Probleme mit den Knien und Füßen haben.
Achten Sie auch hier auf die Möglichkeit der Anwendung von
Modus-Kombinationen.

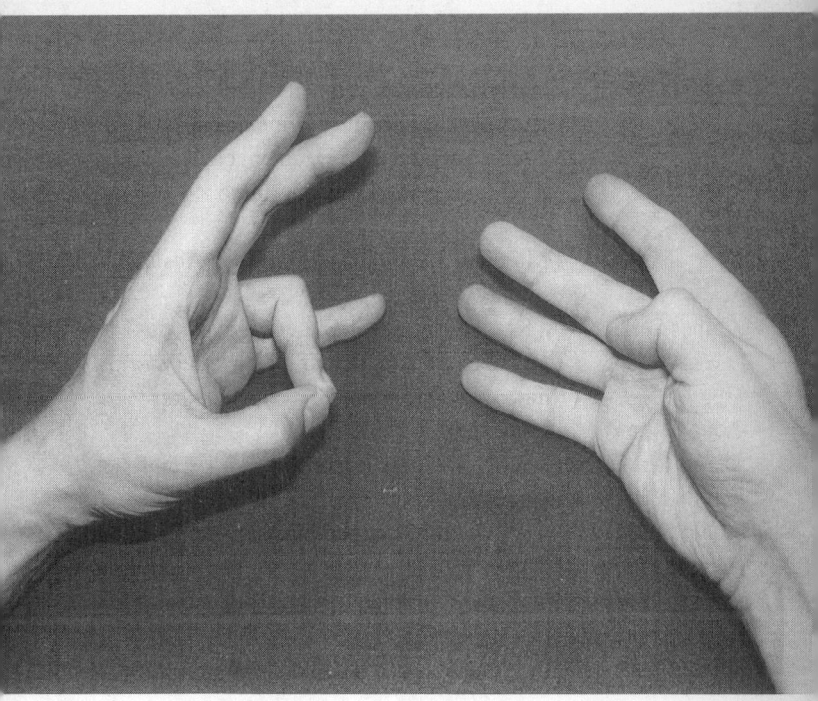

11 Kniegelenkschmerzen

Hände: beide

Beschreibung: Ringfinger auf die Daumenwurzel,
                 Kleinfinger auf den Daumennagel,
                 Mittelfinger auf erstes Daumengelenk,
                 Zeigefinger in die Daumengrube

Zeit: 4 Minuten, 3 x täglich, 40 Minuten Abstand

Anmerkung: Im Krankheitsfall soll dieser Fingermodus
                 22 Minuten, 6 x täglich, mit 20 Minuten
                 Mindestabstand gehalten werden.

Dieser Modus balanciert vor allem die Energie in den Kniescheiben und in den Kniekehlen.
Außerdem dient er auch der allgemeinen Stärkung bei Erschöpfung und bei Kopfschmerzen.
Die Möglichkeit, Modi zu kombinieren, wird dringend empfohlen.

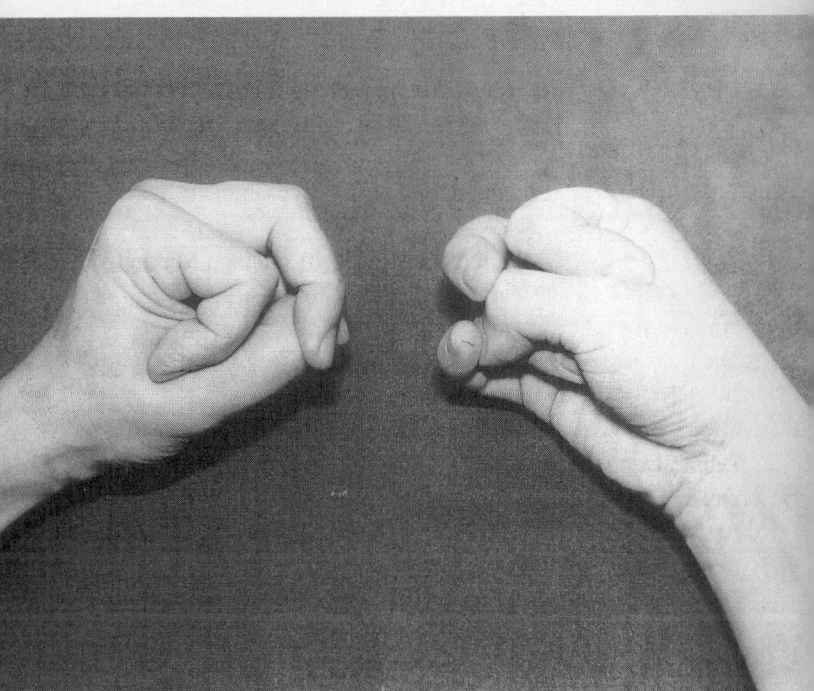

12 Fußgelenkschmerzen

Hände: beide

Beschreibung: *die rechte Hand:*
                 Daumenspitze auf Ringfingernagelfalz innen;
                 die linke Hand:
                 Daumen und Zeigefinger zusammen

Zeit: 3 Minuten, 2 x täglich, 25 Minuten Mindest-
                 abstand

Die Energie für die Beine, Knie- und Fußgelenke wird im Hüftbereich (Sakralbereich, Kreuzbein und Steißbein) balanciert.
Dieser Modus stärkt nicht nur die Fußgelenke. Auch das Peri-
neum (Damm), jener Bereich, wo die Energie zu den Füßen
entsteht, wird balanciert.
In Kombination mit dem Modus Nr. 23 werden Menstruationsbeschwerden bei Frauen gelindert.
In Kombination mit dem Modus Nr. 26 bzw. 27 erreichen wir
eine Erleichterung der Prostatabeschwerden.

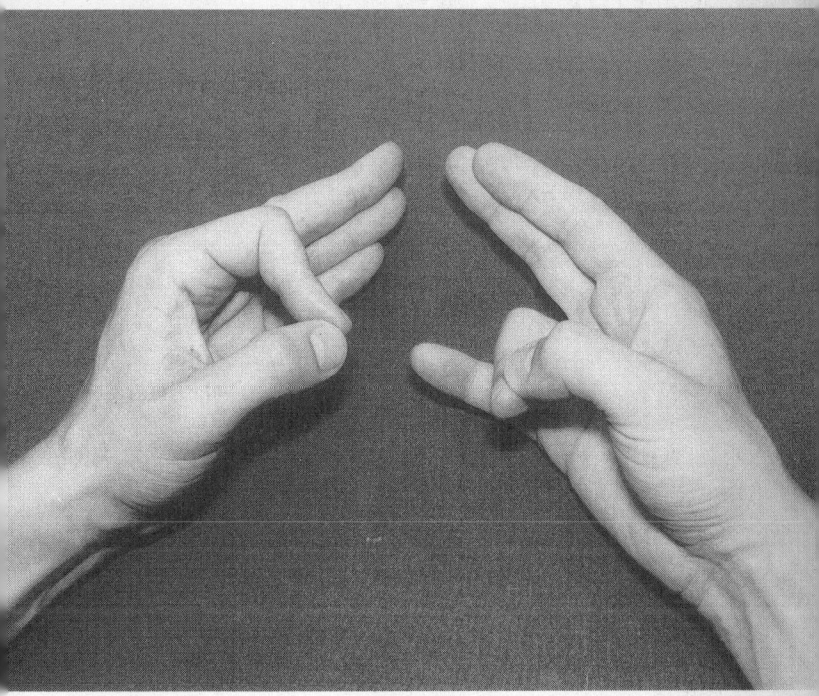

IV. Krämpfe

13 Wadenkrämpfe

Hand: rechts

Beschreibung: Ringfinger auf die Daumenwurzel,
                Kleinfinger auf Daumennagel,
                Mittelfinger auf erstes Daumengelenk,
                Zeigefinger in die Daumengrube

Zeit: 4 Minuten, 3 x täglich, 40 Minuten Mindest-
                abstand

Wadenkrämpfe können verschiedene Ursachen haben.
Oft hängen sie mit Wetterfühligkeit zusammen und treten zu
unterschiedlichen Zeiten auf.
Besonders wenn wir schlafen, sind sie besonders schmerzhaft.
Der Modus »Wadenkrämpfe« wirkt speziell auf den Solarplexus-
Bereich.
Ich empfehle, diesen Modus mit dem Modus Nr. 6 – Wetter-
fühligkeit – zu kombinieren.

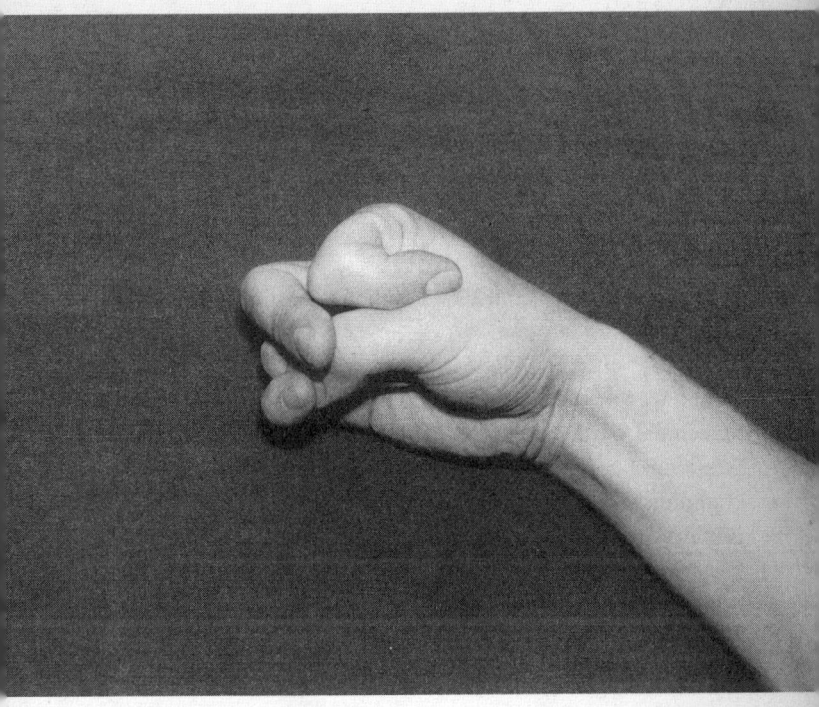

14 Magenkrämpfe

Hände: beide

Beschreibung: *die rechte Hand:*
Mittel-, Ring- und Kleinfinger rund um den
Daumennagel legen;
die linke Hand:
Zeigefinger auf erstes Daumengelenk legen

Zeit: 3 Minuten, 3 x täglich, 12 Minuten Mindestabstand

Diese Art von Beschwerden hat oftmals emotionale Ursache.
Manchmal werden sie auch durch falsche Ernährung ausgelöst.
Wenn die Energie des Magens schwach ist und wir zu Magen-
krämpfen neigen, sollten wir den Modus auch bereits als vorbeu-
gende Maßnahme verwenden.
Der Modus »Magenkrämpfe« wirkt vor allen Dingen auf den
Becken- und Kopfbereich.

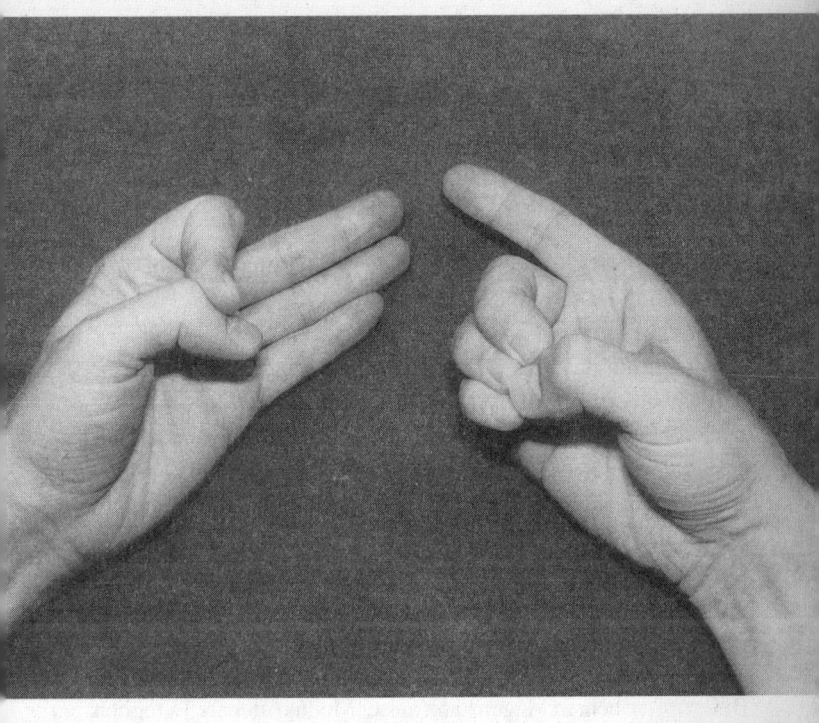

15 Magenverstimmung

Hände: beide

Beschreibung: *die rechte Hand:*
                 Daumen und Zeigefinger zusammen;
                 die linke Hand:
                 Zeigefinger auf den Daumennagel

Zeit: 3 Minuten, 3 x täglich, 12 Minuten Mindest-
                 abstand

Wenn wir mit dem Essen nicht bewußt umgehen, kommt es vor,
daß wir uns von der Lust am Essen überwältigen lassen. Nach
reichlicher und vielseitiger Nahrung ist der Magen ganz schnell
verstimmt.
In dieser Situation ist der Modus »Magenverstimmung« richtig
am Platz.
Grundsätzlich soll er aber nicht »mißbraucht« werden! Wir haben
mit ihm keinen Freifahrtschein – nach dem Motto: Ich esse, was
ich will, halte den Modus, und der Magen hat es mir wieder
verziehen.
Bei empfindlichem Magen kann dieser Modus öfter als 3 x täglich
gehalten werden. Wir können ihn auch zur Vorbeugung verwenden.

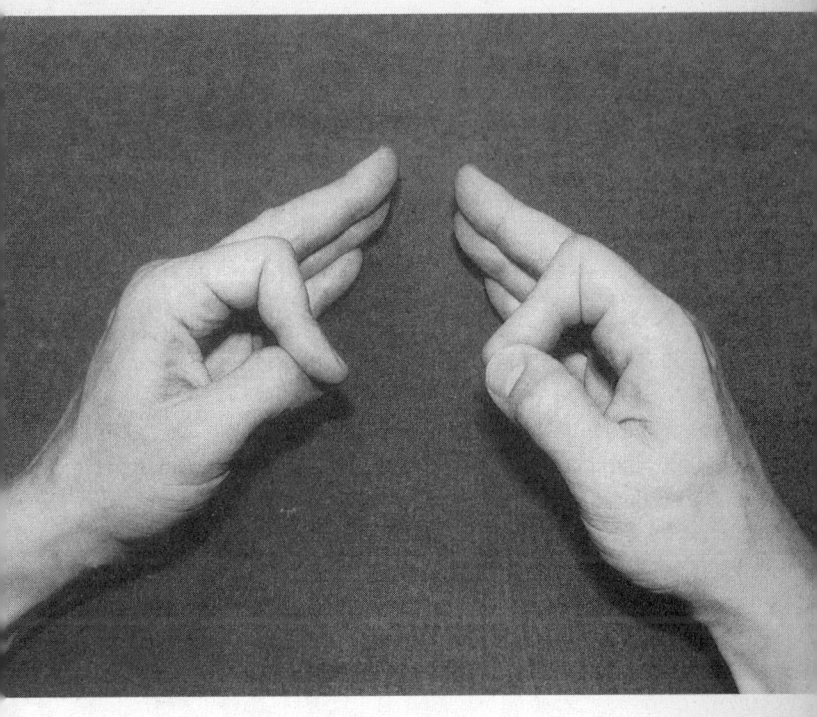

16 Darmkrämpfe

Hände: beide

Beschreibung: *die rechte Hand:*
                  Daumennagel auf drittes Mittelfingerglied
                  außen;
                  die linke Hand:
                  Mittelfingerspitze in die Mitte des ersten
                  Daumenglieds

Zeit: 3 Minuten, 5 x täglich, 5 Minuten Mindest-
             abstand

Dieser Modus hilft uns besonders auf Reisen.
Fremdes Klima und fremdes Essen lassen den Darm manchmal aus der Balance geraten.
Im akuten Zustand sollen wir ihn öfter als 5 x täglich anwenden.
Der Modus »Darmkrämpfe« balanciert auch die sexuelle Energie in uns. Bei Menstruationsbeschwerden soll dieser Modus mit dem Modus Nr. 23 kombiniert werden. Männer mit Prostatabeschwerden verbinden den Modus »Darmkrämpfe« mit den Modi Nr. 26 bzw. 27.

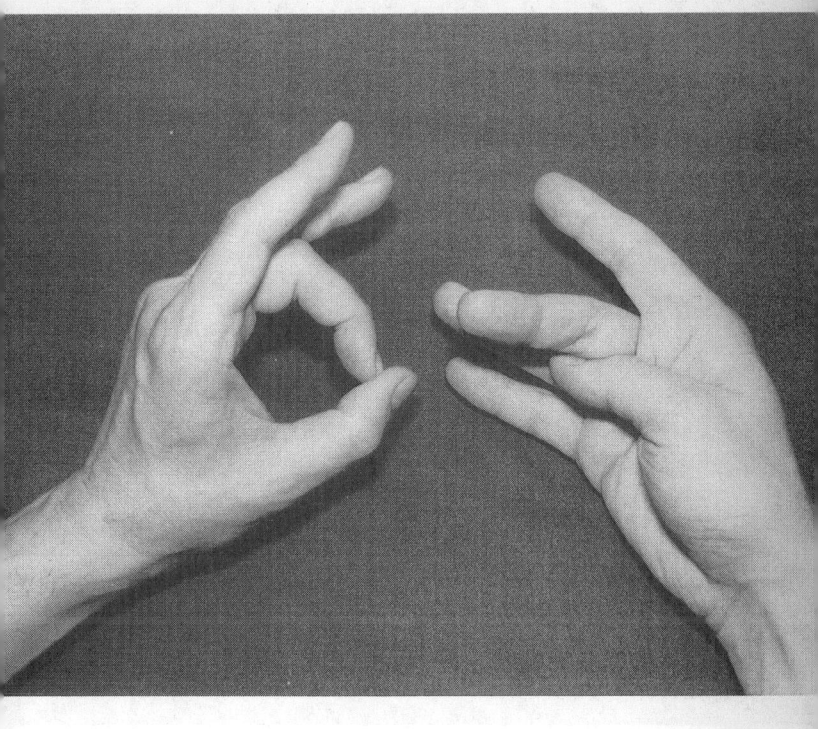

17 Rückenbeschwerden

Hände: beide

Beschreibung: *die rechte Hand:*
                 Daumen, Mittel- und Kleinfinger zusammen;
                 die linke Hand:
                 Daumenglied auf Zeigefingernagel

Zeit: 4 Minuten, 4 x täglich, 5 Minuten Mindest-
                 abstand

Diesen Modus verwenden wir bei allgemeinen Rückenbeschwerden.
In Verbindung mit den nachfolgenden spezifischen Modi dient
uns der Modus »Rückenbeschwerden« zur Klärung der Rücken-
Energie.

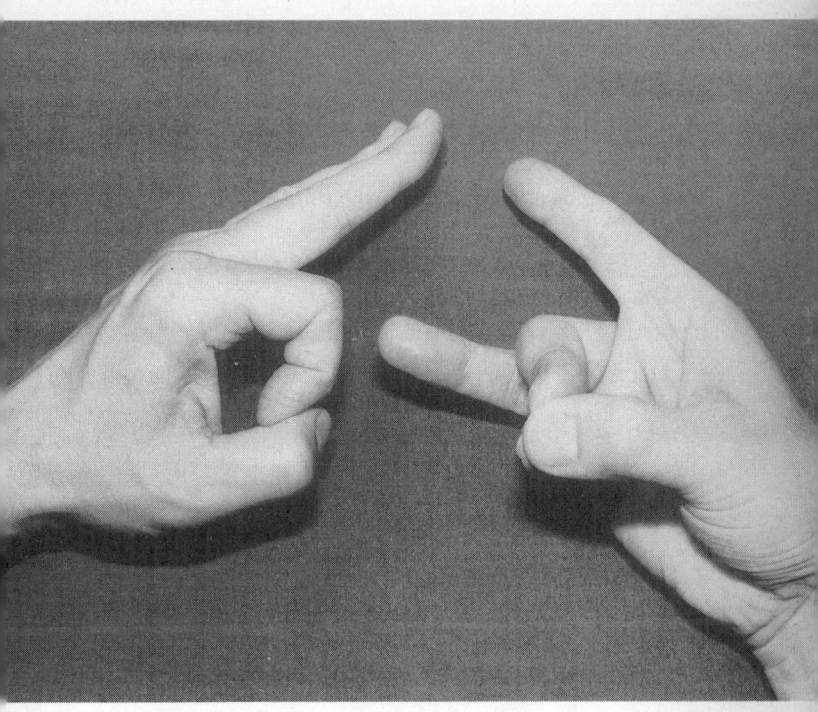

18 Schultergürtel

Hände: beide

Beschreibung: *die rechte Hand:*
                          Daumen, Zeige- und Ringfinger zusammen;
                          die linke Hand:
                          Daumenglied auf Mittelfingernagel

Zeit: 4 Minuten, 4 x täglich, 5 Minuten Abstand

Anmerkung: Im Krankheitsfall soll dieser Fingermodus
                          10 Minuten, 6 x täglich, mit 12 Minuten
                          Mindestabstand gehalten werden.

Verspannungen im Schultergürtelbereich sind bereits alltäglich geworden und in allen Alters- und Berufsgruppen vorhanden.
Wir müssen wissen, daß Verspannungen in den Schultern mit einer Imbalance in der Atmung verbunden sind.
Wenn Imbalancen in der Atmung bestehen, werden die Nährstoffe aus der Nahrung nicht ausreichend vom Körper resorbiert. Eine schwache Lungenenergie hat ein schwaches Immunsystem zur Folge.
Das Immunsystem befindet sich zu 60 Prozent im Darm.
Aus diesen Zusammenhängen können wir schon ganz leicht feststellen, wie wichtig es ist, den Körper immer ganzheitlich zu betrachten.
Der Modus »Schultergürtel« unterstützt den Körper ganz besonders in seiner Selbstheilung.

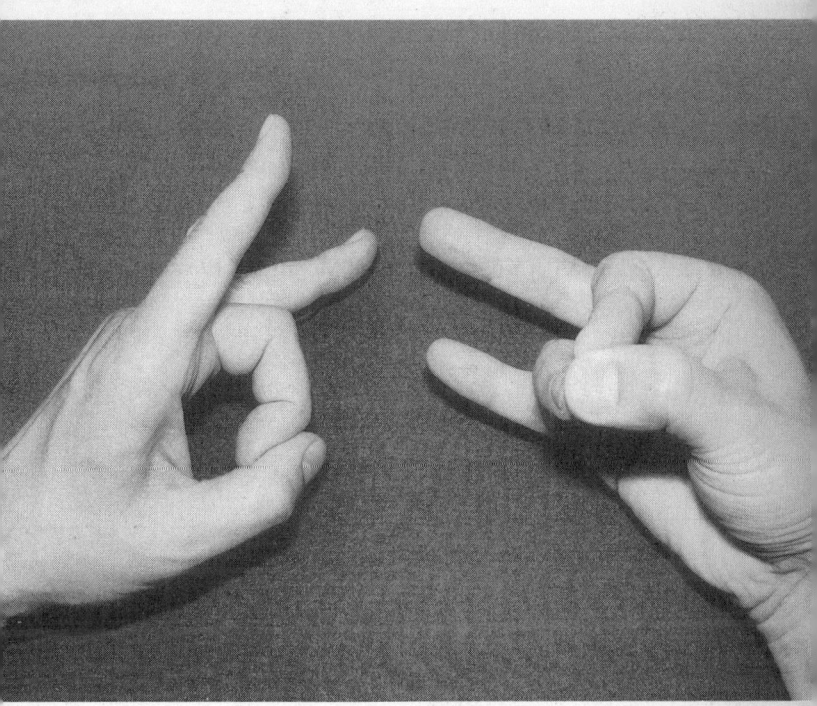

19 Brustwirbel

Hände: beide

Beschreibung: Daumen, Zeige- und Mittelfinger zusammen

Zeit: 5 Minuten, 4 x täglich, 6 Minuten Mindest-
                abstand

Dieser Modus soll in Kombination mit Modus Nr. 17 verwendet
werden.
Er balanciert den Brustwirbelbereich.

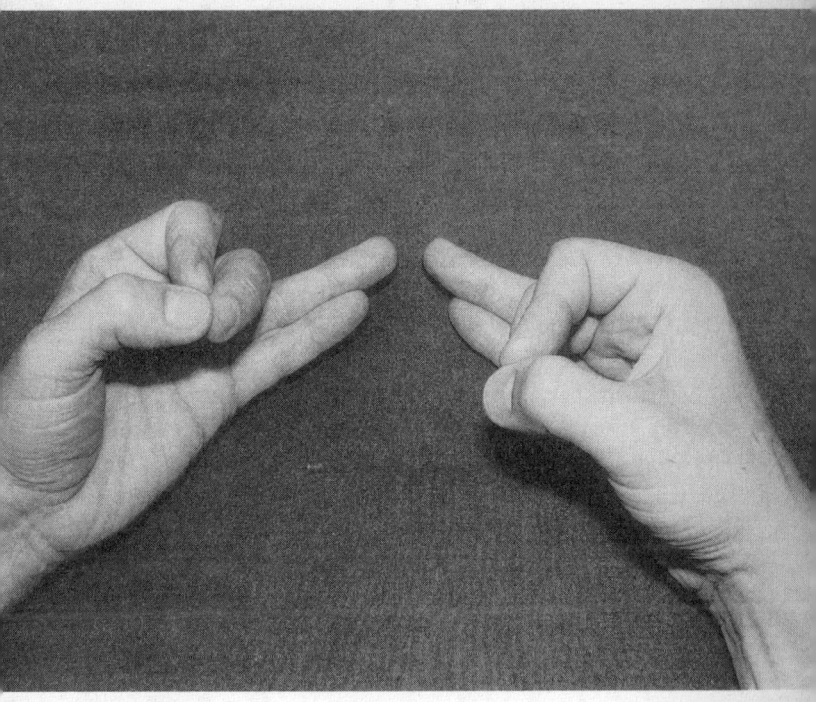

20 Lendenwirbel

Hände: beide

Beschreibung: *die rechte Hand:*
                 Daumenspitze auf Ringfingernagelfalz innen;
                 die linke Hand:
                 Daumen und Ringfinger zusammen

Zeit: 3 Minuten, 2 x täglich, 25 Minuten Abstand

Auch dieser Modus soll in Verbindung mit Modus Nr. 17 verwendet werden.
Er balanciert speziell den Lendenwirbelbereich. Darüber hinaus wird der gesamte Beckenbereich gestärkt.
Der Modus »Lendenwirbel« dient auch zur Vorbeugung. Wenn wir wissen, daß wir zu Beschwerden im unteren Bereich der Wirbelsäule neigen, sollten wir den Modus öfter als 2 x täglich anwenden.

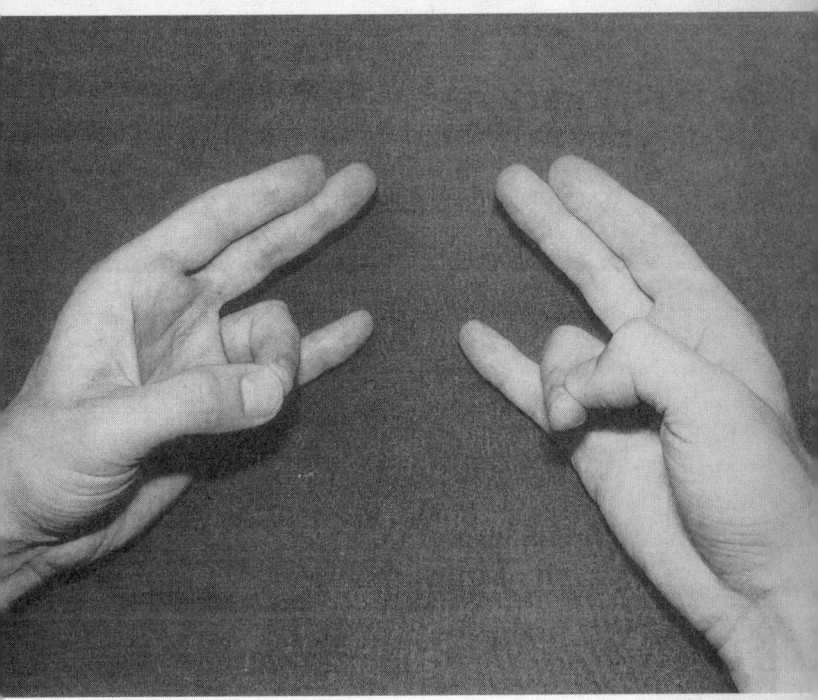

21 Halswirbel

Hand: links

Beschreibung: Ringfinger auf Daumenwurzel,
                     Kleinfinger auf den Daumennagel,
                     Mittelfinger auf erstes Daumengelenk,
                     Zeigefinger in die Daumengrube

Zeit: 4 Minuten, 3 x täglich, 40 Minuten Mindest-
                     abstand

Dieser Modus balanciert den Halswirbelbereich. Er sollte aber
mit dem Modus Nr. 19 – Brustwirbel – kombiniert werden.
Reihenfolge:
Modus Nr. 17 – Rückenbeschwerden
Modus Nr. 21 – Halswirbel
Modus Nr. 19 – Brustwirbel

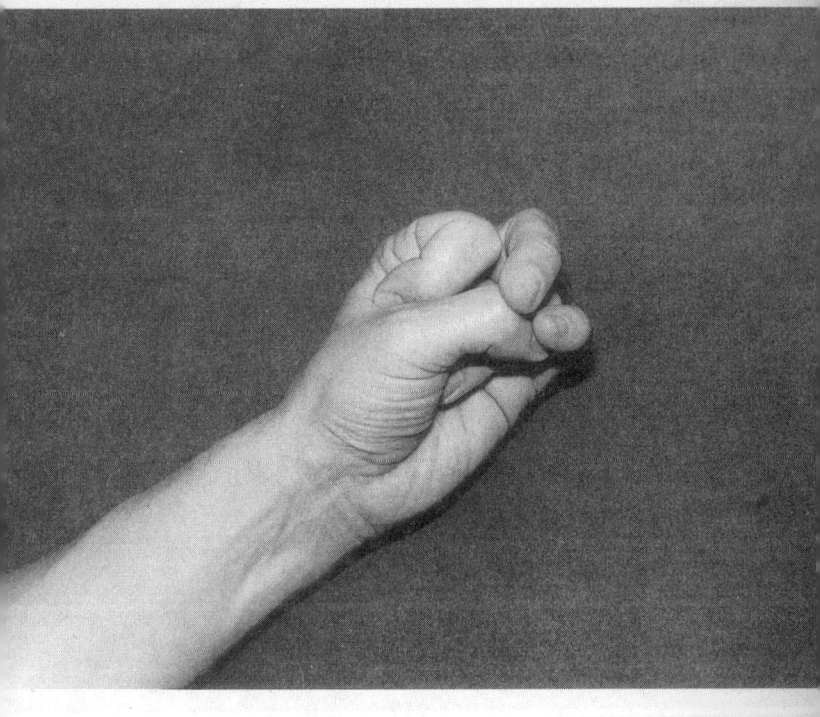

VI.   22 Nervenschmerzen

22 Nervenschmerzen

Hände: beide

Beschreibung: linkes Daumenglied (Nagelseite) auf rechtes
                 Daumenglied (Innenseite) legen,
                 rechte Mittelfingerkuppe auf das erste rechte
                 Daumengelenk, der Nagel berührt die linke
                 Daumeninnenseite

Zeit: 4 Minuten, 3 x täglich, 7 Minuten Mindest-
                 abstand

Anmerkung: Im Krankheitsfall soll dieser Fingermodus
                 18 Minuten, 5 x täglich, mit 12 Minuten
                 Mindestabstand gehalten werden.

Funktionelle Beschwerden im Körper, die nicht spezifischen
Krankheiten zuzuordnen sind, laufen oft unter der Bezeichnung
Nervenschmerzen.
Der Modus »Nervenschmerzen« lindert nicht nur diese Art von
Schmerzen, sondern auch genau diagnostizierte Nervenschmer-
zen.
Der Modus balanciert in erster Linie das Metallelement und auch
die sexuelle Energie. Er kann in Verbindung mit den Modi 23
bzw. 26 und 27 verwendet werden.

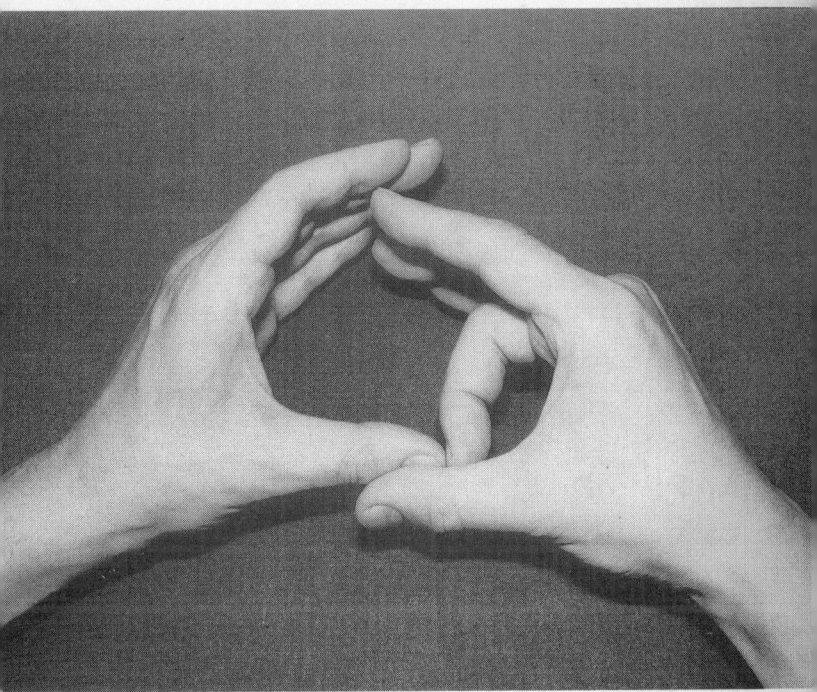

23 Menstruationsbeschwerden

Hände: beide

Beschreibung: *die rechte Hand:*
                   Daumenspitze auf Ringfingernagelfalz innen;
                   die linke Hand:
                   Daumen und Kleinfinger zusammen

Zeit: 3 Minuten, 2 x täglich, 25 Minuten Mindest-
                   abstand

Anmerkung: Im akuten Fall soll dieser Fingermodus
                   9 Minuten, 4 x täglich, mit 25 Minuten
                   Mindestabstand gehalten werden.

Ein hoher Prozentsatz der Frauen hat Schwierigkeiten mit der Regel. Hier finden sie *eine* Möglichkeit, sie in die Balance zu bringen.

Dieser Modus ist nicht alles. Aus Sicht der Energielehre sind Menstruationsbeschwerden relativ leicht zu balancieren – dies würde jedoch über den Rahmen dieses Buches hinausgehen.

Der Modus »Menstruationsbeschwerden« kann vorbeugend und auch im akuten Fall verwendet werden.

Beachten Sie auch die verschiedenen Kombinationsmöglichkeiten mit anderen Modi.

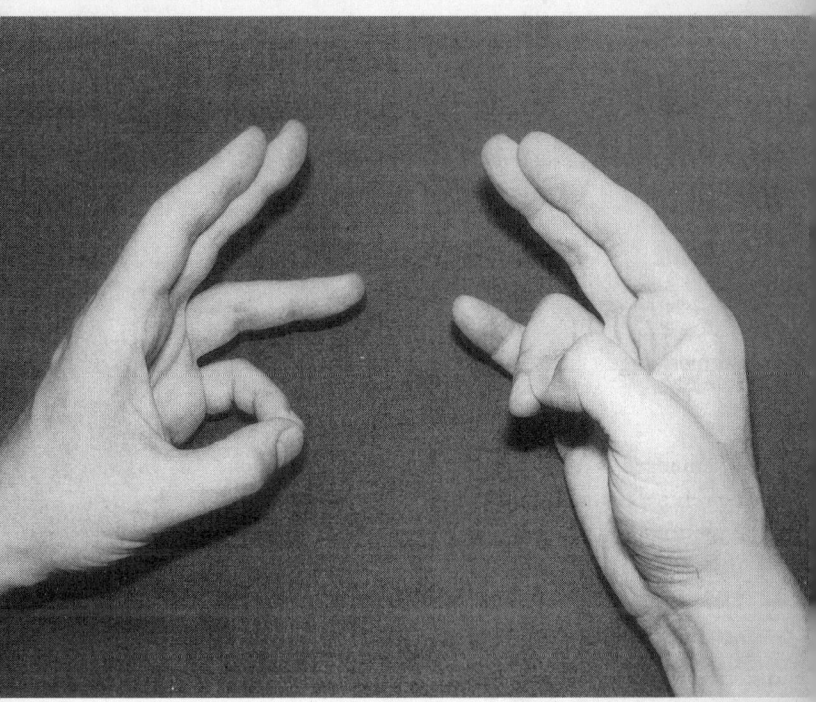

24 Gebärmutter

Hände: beide

Beschreibung: *die rechte Hand:*
                 Daumen, Zeige- und Ringfinger zusammen;
                 die linke Hand:
                 Daumen und Ringfinger zusammen

Zeit: 2 Minuten, 5 x täglich, 6 Minuten Mindest-
                 abstand

Anmerkung: 5 Minuten, 6 x täglich, 4 Minuten Mindest-
                 abstand

Imbalancen in der Gebärmutter haben verschiedene Auswirkun-
gen. Eine generelle Schwäche der Gebärmutter kann sich durch
Menstruationsbeschwerden bemerkbar machen. Eine Senkung
der Gebärmutter hat eine Schwäche des Organs Blase zur Folge.
Der Modus »Gebärmutter« wird vorbeugend bei einer energeti-
schen Schwäche der Blase angewandt.
Bei einer bereits vorhandenen Gebärmuttersenkung wird die
längere Zeit verwendet.
Da dieser Modus auch die Energie des Damms balanciert, sollte
er in Verbindung mit Modus Nr. 12 gehalten werden.
Weitere Kombinationen:
Modus Nr. 25 – Blase, dann
Modus Nr. 23 – Menstruationsbeschwerden und
Modus Nr. 24 – Gebärmutter

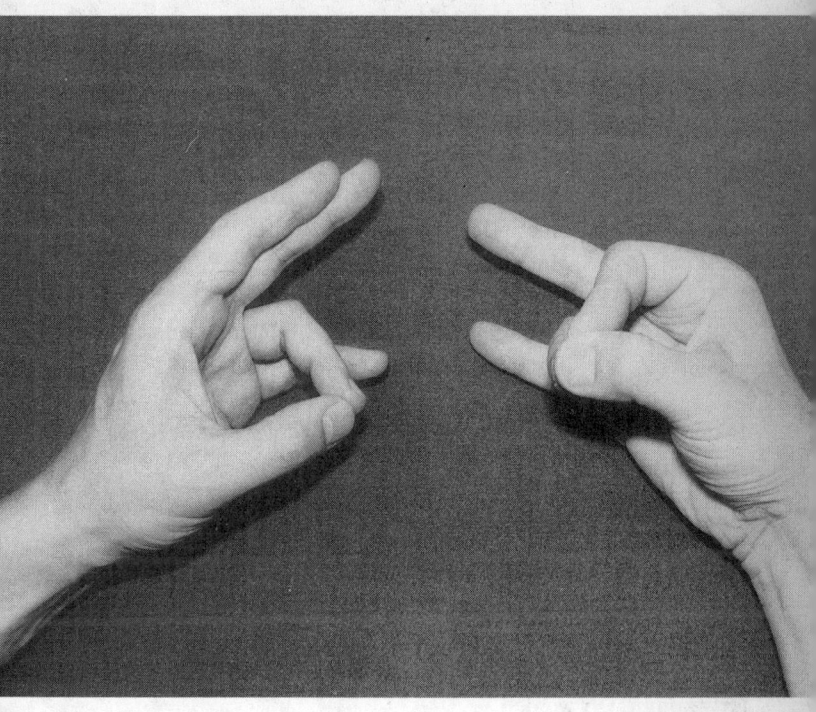

25 Blase

Hände:	beide

Beschreibung: *die rechte Hand:*
Daumen, Mittel- und Ringfinger zusammen;
die linke Hand:
Daumen und Mittelfinger zusammen,
innere Daumenseite auf zweites Ringfingerglied innen

Zeit: 7 Minuten, 4 x täglich, 8 Minuten Mindestabstand

In der Energielehre wird die Blase emotional der Selbstorientie-
rung zugeordnet.
Um überhaupt in irgendeine Richtung zu starten oder zielgerich-
tet Dinge tun zu können, brauchen wir als Basis die Selbstorien-
tierung. Daher ist die Energie der Blase von großer Bedeutung.
Bei älteren Menschen ist die Kontrolle der Blase oftmals nicht
möglich – dafür kann man aber etwas tun.
Der Modus »Blase« sollte mit dem Modus Nr. 24 – Gebärmutter – kombiniert werden.

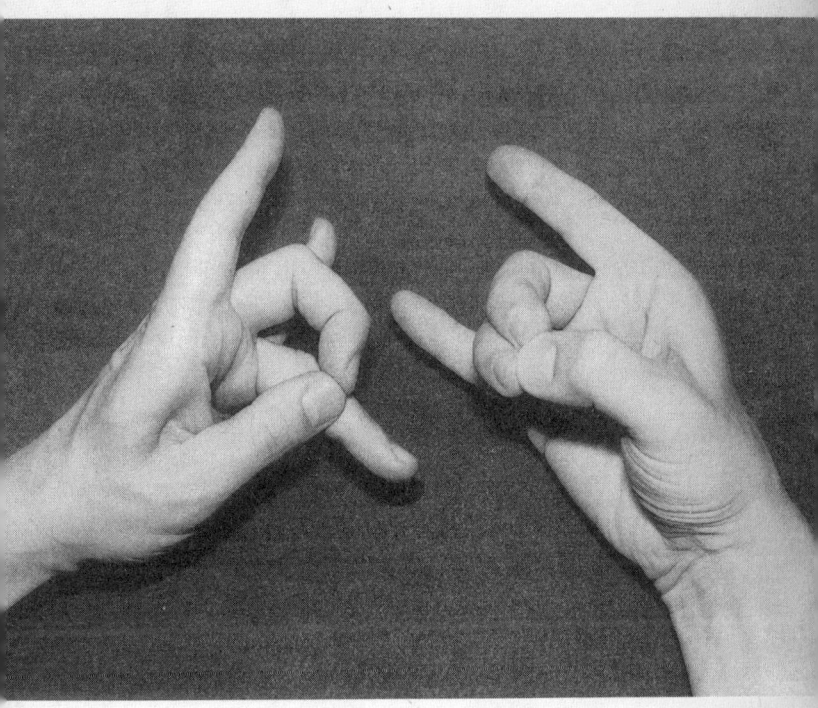

26 Prostata

Hände: beide

Beschreibung: *die rechte Hand:*
Daumenspitze auf Ringfingernagelfalz innen,
Zeigefinger auf erstes Daumengelenk,
Kleinfinger auf die Daumenwurzel;
die linke Hand:
Daumen und Ringfinger zusammen

Zeit: 3 Minuten, 2 x täglich, 25 Minuten Mindestabstand

»Altersmäßig bedingt« kommt es bei Männern mitunter zur Prostataschwäche.

Wenn noch keine offensichtliche, spürbare Imbalance der Prostata vorliegt, sollten Männer auf jeden Fall den Modus Nr. 25 – Blase – mit dem Modus »Prostata« in Kombination anwenden.

Bei einer chronischen Imbalance der Prostata soll der Modus »Prostata« öfter als 2 x täglich verwendet werden.

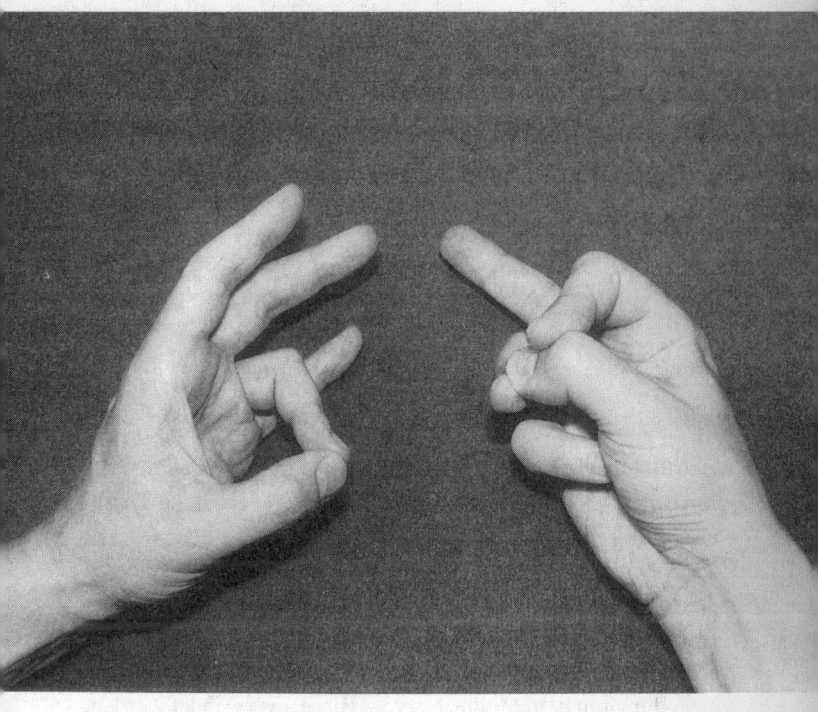

27 Prostataschmerzen

Hände: beide

Beschreibung: *die rechte Hand:*
                 Kleinfinger auf die obere Ecke des Daumen-
                 falzes – Innenseite,
                 Ringfinger auf obere Ecke des Daumenfalzes –
                 Außenseite;
                 die linke Hand:
                 Daumennagel auf drittes Zeigefingerglied innen

Zeit: 4 Minuten, 5 x täglich, 12 Minuten Mindest-
                 abstand

Wenn Schmerzen bereits vorliegen, ist der Modus »Prostata-
schmerzen« als energetische Unterstützung für ärztliche Thera-
pie sehr hilfreich.
Es ist überaus wichtig, die Energie der Prostata in Balance zu
halten. Diese Energie brauchen wir besonders für die gesamte
Lebenskraft und das allgemeine Wohlbefinden.
Bei Prostatabeschwerden im akuten Fall soll dieser Modus in
Verbindung mit dem Modus Nr. 25 – Blase – verwendet werden.

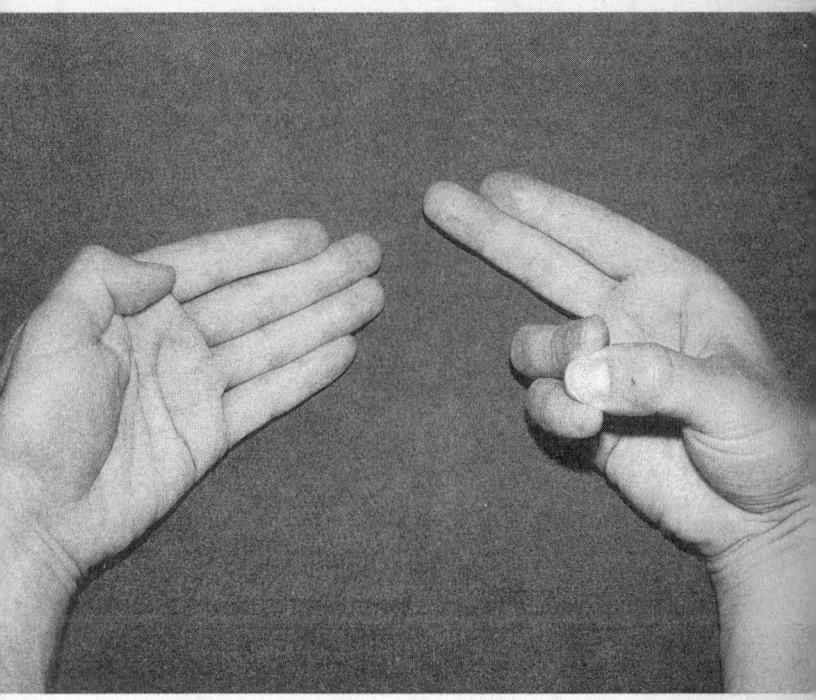

VIII. 28 Sport
29 Sportunfälle

28 Sport

Hände: beide

Beschreibung: *die rechte Hand:*
                   Daumennagel in erstes Ringfingergelenk innen;
                   die linke Hand:
                   Zeigefinger auf erstes Daumengelenk

Zeit: 8 Minuten, 2 x täglich, 25 Minuten Mindest-
                   abstand

Anmerkung: Profisportler sollen diesen Fingermodus vor
                   Wettkämpfen 4 Minuten, 5 x täglich, mit
                   7 Minuten Mindestabstand halten.

Im Sport ist es wichtig, daß wir in einer Kampfsituation streßstabil sind. Dadurch bleiben wir aufmerksam und beugen Unfäl-
len vor.
Streß im Körper bedeutet Energieverlust. Bei Energieverlust
kommt es viel schneller zu Verletzungen wie Bänderriß oder
Knochenbrüchen.
Wenn wir streßstabil unserem Sport nachgehen – und damit
meine ich nicht nur die Profis –, verringert sich die Gefahr eines
Unfalls mit langwierigen Verletzungen erheblich.

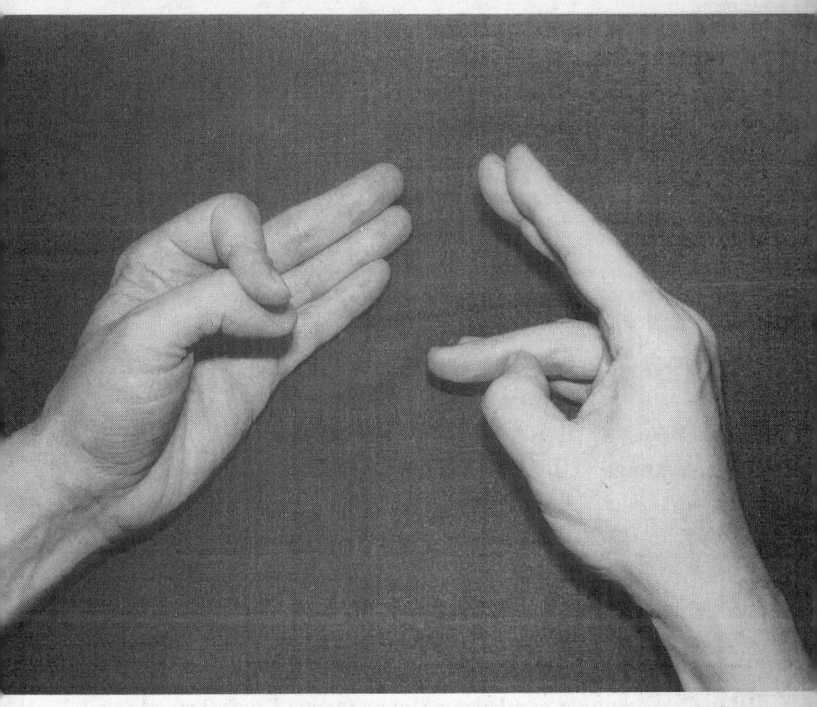

29 Sportunfälle

Hände: beide

Beschreibung: *die rechte Hand:*
                Mittelfinger in die Daumengrube,
                Zeigefinger auf erstes Daumengelenk,
                Daumen und Ringfinger zusammen;
                die linke Hand:
                Daumen, Ring- und Kleinfinger zusammen,
                Zeigefinger auf erstes Daumengelenk

Zeit: 5 Minuten, 8 x täglich, 4 Minuten Mindest-
                abstand

Anmerkung: Im Krankheitsfall soll dieser Fingermodus
                14 Minuten, 5 x täglich, mit 15 Minuten
                Mindestabstand gehalten werden.

Gerade dann, wenn wir durch eine Verletzung in unserer Bewegung eingeschränkt sind, ist es wichtig, den Modus »Sportunfälle« zu halten.
Die Priorität liegt hier bei der Unterstützung der Selbstheilungskräfte des Körpers. Neben der ganzkörperlichen Balance werden besonders die Extremitäten gestärkt.

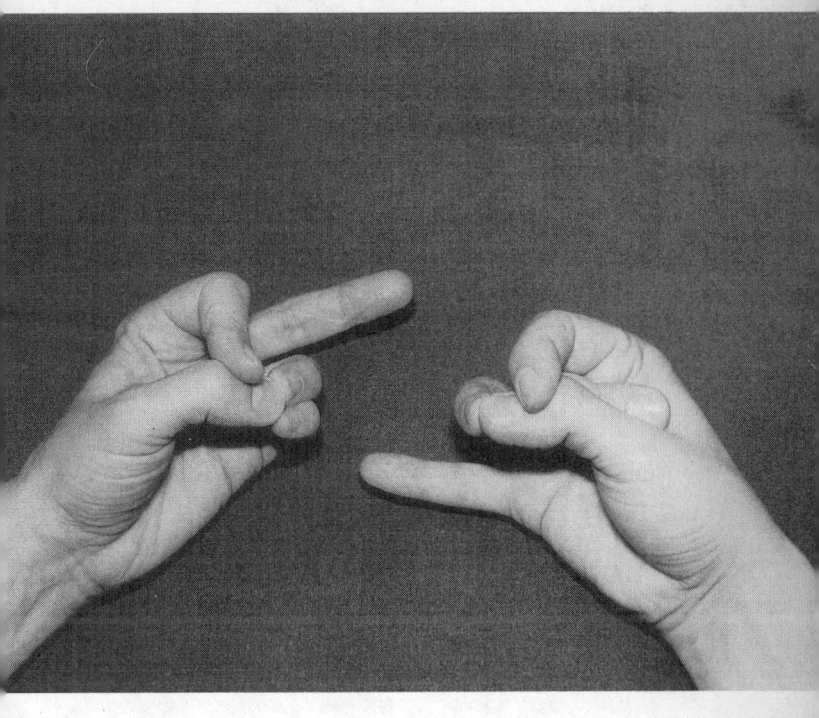

IX.   30 Streßstabilität
31 Erschöpfung

30 Streßstabilität

Hände: beide

Beschreibung: *die rechte Hand:*
                        Daumen, Mittel- und Kleinfinger zusammen;
                        die linke Hand:
                        Daumenglied auf Kleinfingernagel

Zeit: 2 Minuten, 3 x täglich, 10 Minuten Mindest-
                        abstand

Wer kennt Streß nicht?!
In der Energielehre gibt es nur eine Art von Streß. Sogenannter
positiver Streß schaltet unsere Energie nämlich genauso ab wie
negativer.
Streß ist unser halbes Leben. Er tritt auf bei Krankheit, in beruf-
lichen Situationen, in der Schule, bei Prüfungen, im Zusammen-
leben mit anderen Menschen etc.
Streß kann zum Überleben notwendig sein. Dies fanden Verhal-
tensforscher auch in der Tierwelt heraus.
Streß soll uns nicht ständig durch Emotionen abschalten. Er soll
uns auch nicht daran hindern, unser Leben zu leben.
Der Modus »Streßstabilität« hat zwei Komponenten:
1. allgemeine Streßstabilität und
2. akute Streßsituation.
Der Modus kann auch mit dem Modus Nr. 28 – Sport – kombiniert
werden. Dem Sportmodus sollte der Modus »Streßstabilität«
folgen.

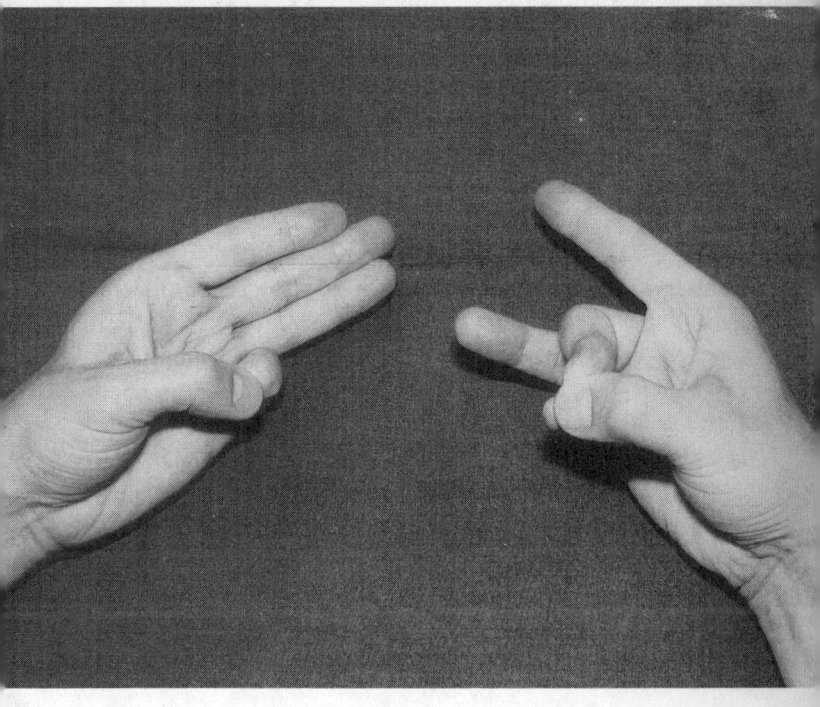

31 Erschöpfung

Hände: beide

Beschreibung: Zeigefinger auf erstes Daumengelenk,
                  Daumen und Ringfinger zusammen

Zeit: 3 Minuten, 6 x täglich, 2 Minuten Mindest-
                  abstand

Der Begriff Erschöpfung beinhaltet viele Situationen in unserem
Leben.
Er reicht von »plötzlicher Erschöpfung« bis zur »chronischen
Erschöpfung«. Es kommt auch vor, daß wir am Morgen erschöpft
aufwachen.
Der Modus »Erschöpfung« balanciert diesen Zustand. Eine tiefgreifendere Balance erreichen wir, wenn wir folgende Kombination verwenden:
1. Modus 32 – Atmung
2. Modus 31 – Erschöpfung

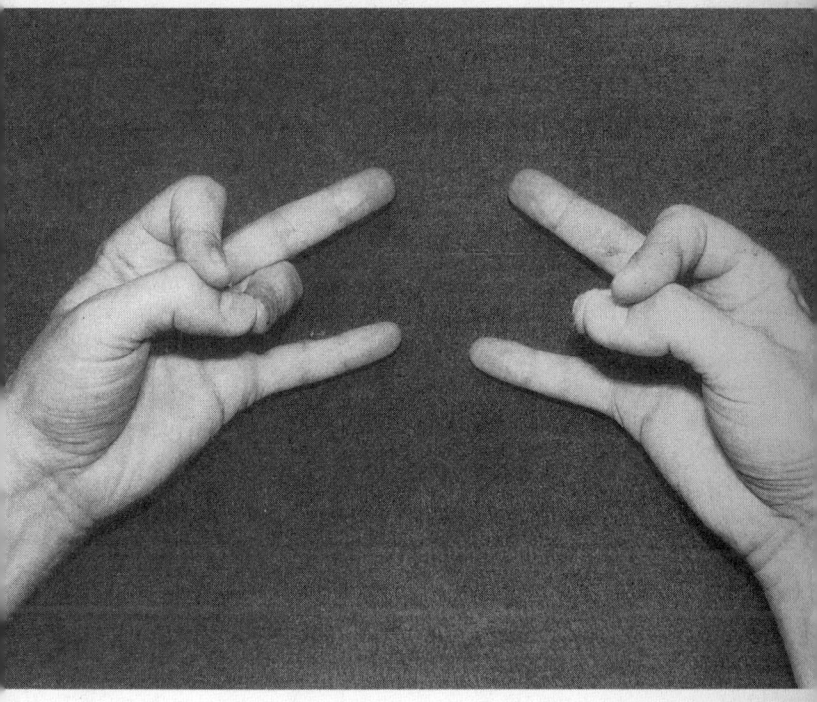

32 Atmung

Hände: beide

Beschreibung: *die rechte Hand:*
                Daumen, Zeige- und Mittelfinger zusammen;
                die linke Hand:
                Daumen, Mittel- und Ringfinger zusammen

Zeit: 5 Minuten, 4 x täglich, 15 Minuten Mindest-
                abstand

Ich habe in diesem Buch bereits an anderer Stelle ausführlich über die Atmung geschrieben.

Ohne Atmung tritt bereits nach kurzer Zeit der Tod ein. Richtige Atmung ist zugleich wesentlich mehr als nur ein bißchen Luftholen.

Die Atmung ändert sich ständig mit dem Gefordertsein im Leben. In der indischen Philosophie und Gesundheitslehre heißt es, daß wir als erstes »wacher Beobachter unserer Atmung« werden müssen. Erst dann können wir beginnen, gesund zu werden.

Der Modus »Atmung« kann sehr gut mit dem Modus Nr. 30 – Streßstabilität – kombiniert werden. Darüber hinaus hat sich dieser Modus bei Seekrankheit und Übelkeit sehr bewährt.

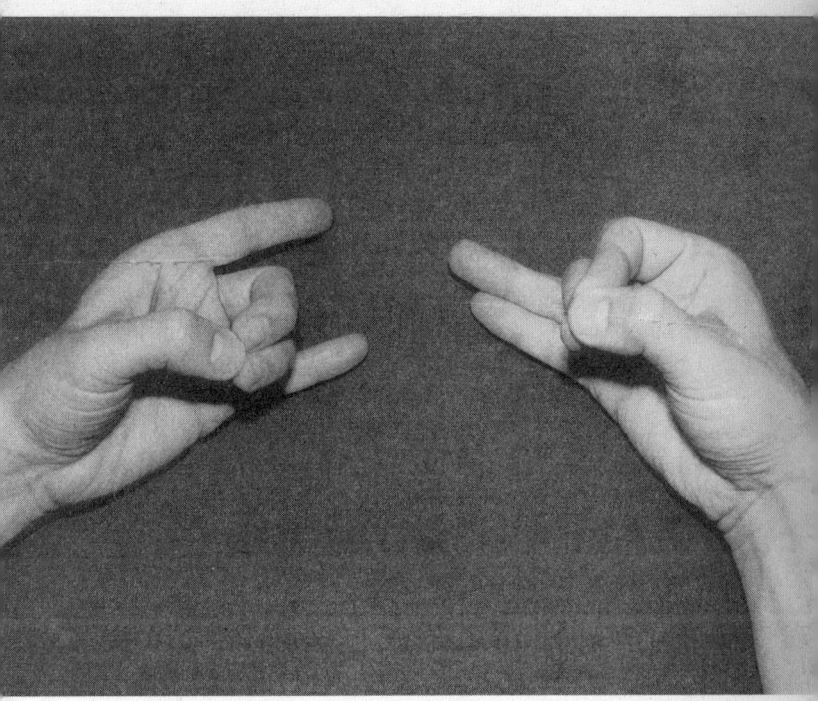

33 Bronchitis

Hände: beide

Beschreibung: Kleinfinger auf Daumenwurzel,
                   Ringfinger in erstes Daumengelenk,
                   Mittelfinger auf Daumenkuppe

Zeit: 9 Minuten, 5 x täglich, 25 Minuten Mindest-
                   abstand

Anmerkung: Im Krankheitsfall soll dieser Fingermodus
                   49 Minuten, 7 x täglich, mit 25 Minuten
                   Mindestabstand gehalten werden.

Wenn wir zu Bronchitis neigen, sollten wir den Modus »Bronchitis« halten.
Im akuten Fall verwenden wir die Haltezeit, die unter »Anmerkung« angegeben ist. Dazu empfiehlt sich die Kombination mit
Modus Nr. 32 – Atmung.

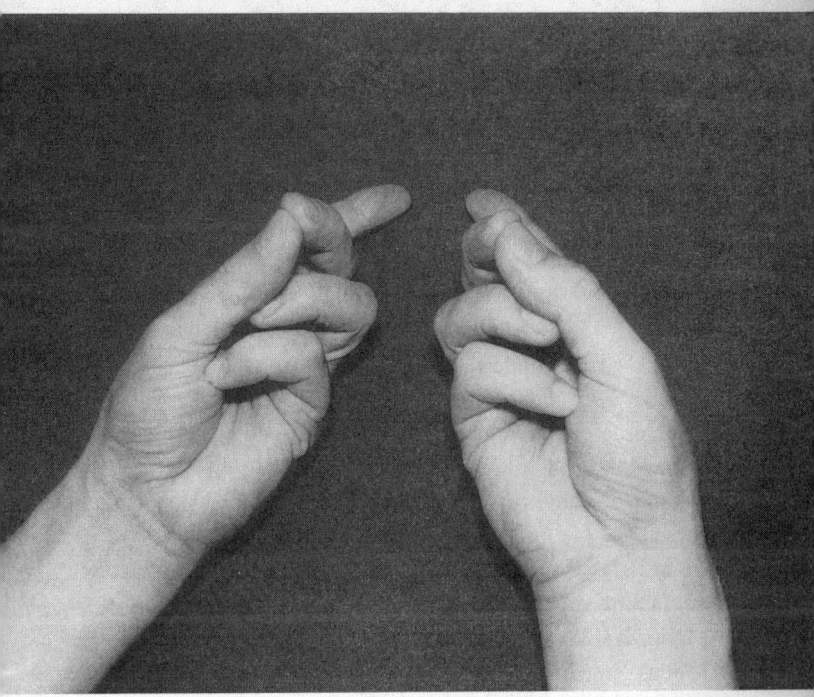

34 Asthma

Hände: beide

Beschreibung: rechten und linken Mittelfingernagel
                  aneinanderlegen

Zeit: 4 Minuten, 3 x täglich, 3 Minuten Mindest-
                  abstand

Anmerkung: Im Krankheitsfall soll dieser Fingermodus
                  18 Minuten, 5 x täglich, mit 7 Minuten
                  Mindestabstand gehalten werden.

Die kürzere Zeit verwenden wir, wenn wir Asthmaanfällen vor-
beugen wollen.
Im akuten Zustand brauchen wir unbedingt die längere Halte-
dauer.
Um eine tiefgreifendere Balance zu erhalten, sollten wir folgende
Kombination verwenden:
1. Modus Nr. 34 – Asthma
2. Modus Nr. 62 – Allergie
3. Modus Nr. 32 – Atmung

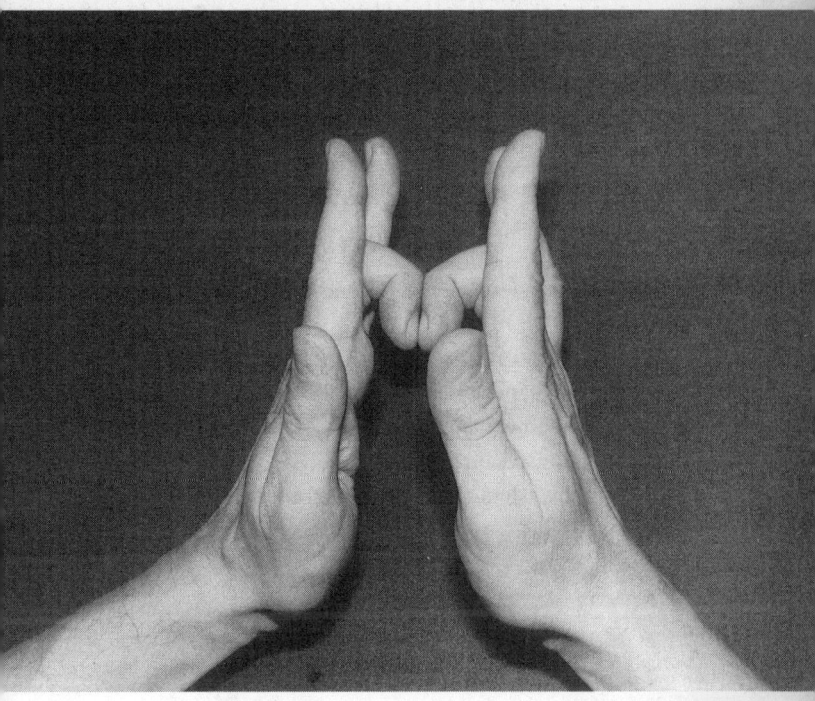

35 Immunsystem

Hand: rechts

Beschreibung: Daumen und Ringfinger zusammen,
Zeigefinger auf erstes Daumengelenk

Zeit: 3 Minuten, 6 x täglich, 2 Minuten Mindestabstand

Ein starkes Immunsystem ist die Grundlage für eine stabile
Gesundheit.
Dieser Modus hilft, unser Immunsystem zu unterstützen.
Er soll bei allen Imbalancen und Krankheiten, die auch mit dem
Immunsystem zusammenhängen, verwendet werden (z. B. bei
Erkältungen, Atmungsproblemen).
Der Modus »Immunsystem« kann mit vielen anderen Modi kom-
biniert werden.

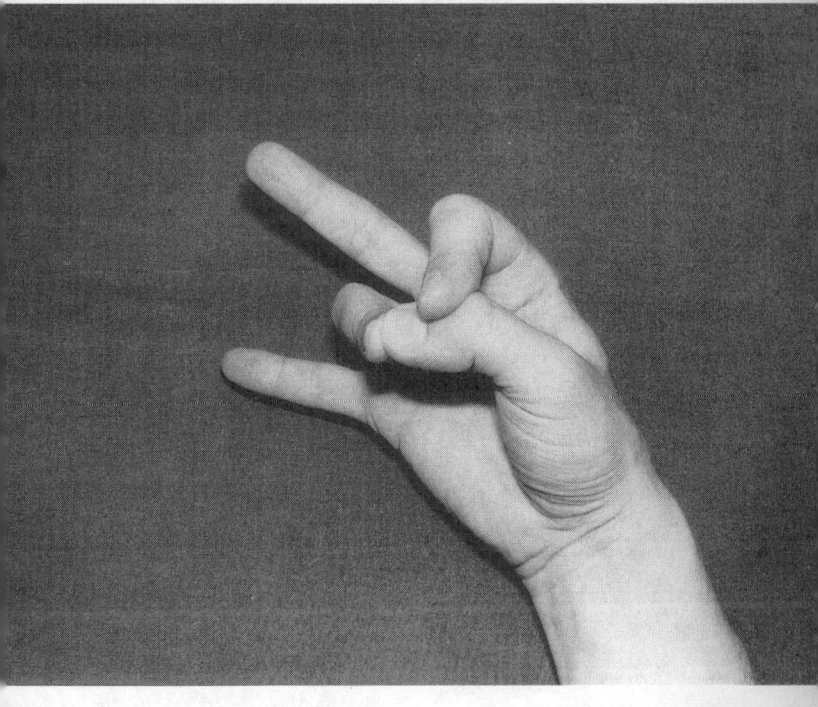

36 Augen

Hände: beide

Beschreibung: *die rechte Hand:*
                  Daumen und Mittelfinger zusammen;
                  die linke Hand:
                  Daumen auf Mittelfingernagel

Zeit: 12 Minuten, 4 x täglich, 25 Minuten Mindest-
                  abstand

Anmerkung: Im Krankheitsfall soll dieser Fingermodus
                  17 Minuten, 6 x täglich, mit 15 Minuten
                  Mindestabstand gehalten werden.

Dieser Modus balanciert die Augenenergie allgemein. Er wird als
Aktivierungsmodus für die nachfolgenden spezifischen Augen-
modi eingesetzt.

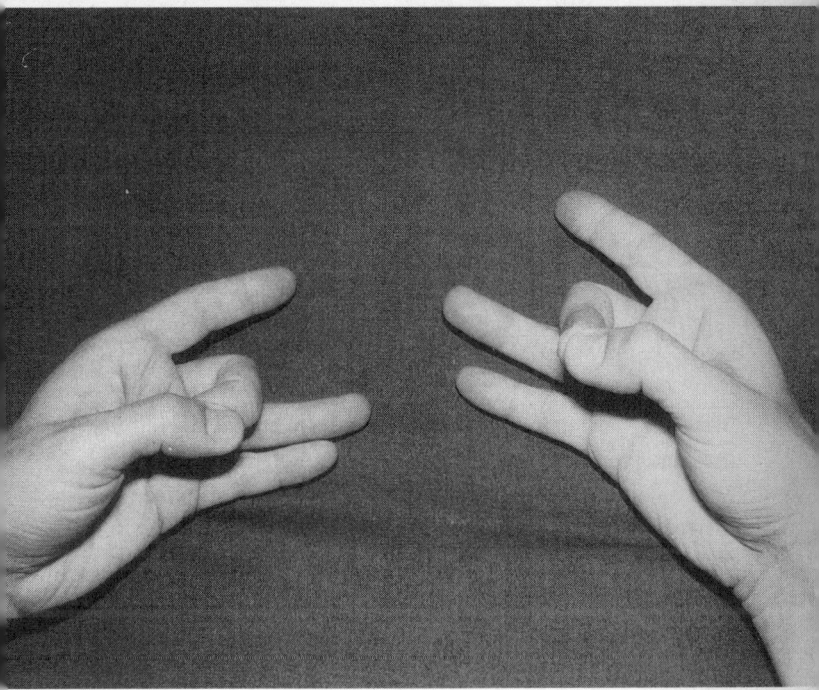

37 Stärkung der Augen

Hand: rechts

Beschreibung: Kleinfinger an die Daumenwurzel,
       Ringfinger in erstes Daumengelenk – seitlich,
       Mittelfingernagelfalz auf inneren Daumen-
       nagelfalz,
       Zeigefingerspitze auf erstes Daumengelenk –
       seitlich

Zeit: 2 Minuten, 3 x täglich, 25 Minuten Mindest-
       abstand

Dieser Modus unterstützt die Balance der Alterssichtigkeit und alle damit verbundenen Imbalancen.
Wir können ihn auch zur Vorbeugung verwenden. Im akuten Fall oder bei Augenoperationen soll der Modus »Stärkung der Augen« öfter als 3 x täglich gehalten werden.
Zuvor soll jedoch immer der Modus Nr. 36 – Augen – zur Klärung der Augenenergie angewandt werden.

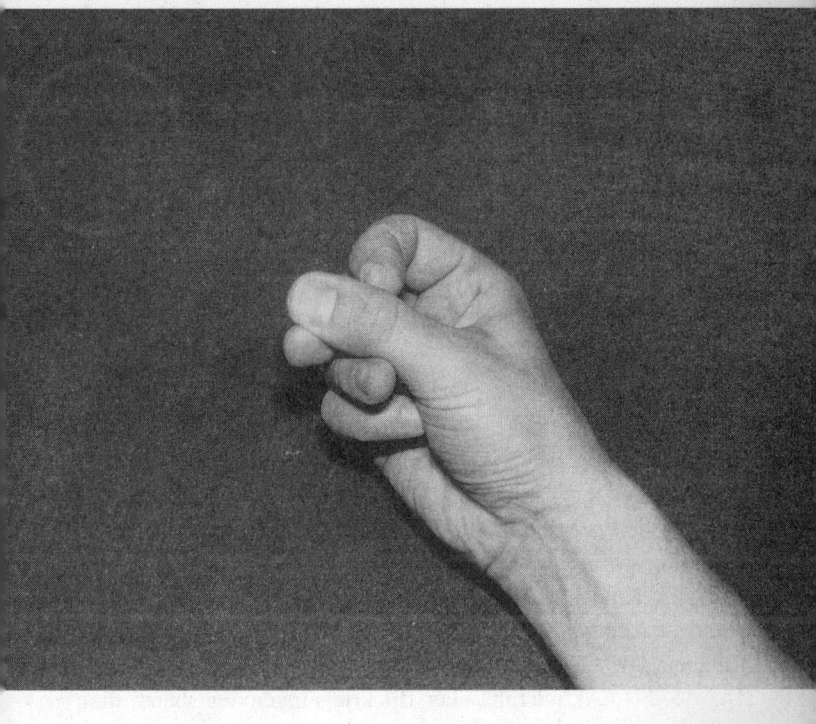

38 Aktivierung aller Blickrichtungen

Hände: beide

Beschreibung: *die rechte Hand:*
                erstes Daumenglied unter zweites Kleinfinger-
                glied;
                die linke Hand:
                Daumen, Zeige- und Mittelfinger zusammen

Zeit: 7 Minuten, 3 x täglich, 5 Minuten Mindest-
                abstand

Es gibt für unsere Augen acht verschiedene Blickrichtungen.
Wenn wir die Augen gerade halten, kann die energetische Versorgung des Organs hervorragend sein. In dem Moment jedoch,
wo wir die Augen in eine Richtung (z. B. nach oben) drehen,
schaltet die Energie der Augen ab. In diesem Fall ist die Wahrnehmung eingeschränkt.
Beispiel: Kinder machen dann Abschreibfehler von der Tafel,
wenn sie nach vorn oben zur Tafel und dann wieder auf ihr Heft
schauen.
Der Modus »Aktivierung aller Blickrichtungen« entspannt die
geraden und schrägen Augenmuskeln.
Dadurch bleibt die Energieversorung in den Augen stabil, selbst
bei den verschiedenen Blickrichtungen, und wir können das, was
wir sehen, besser wahrnehmen.

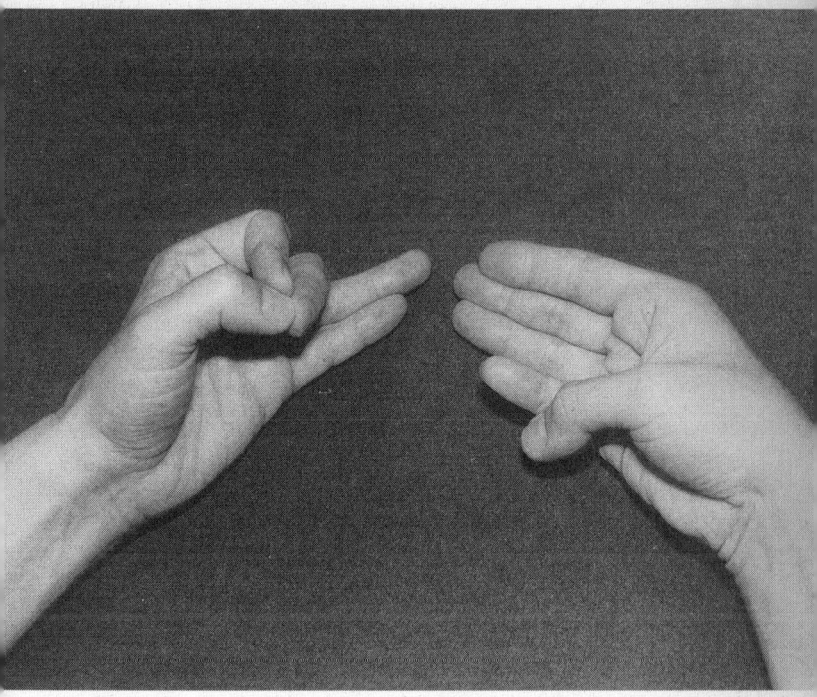

39 Augen – Unterstützung der Heilung

Hand: rechts

Beschreibung: Kleinfinger an die Daumenwurzel,
                 Ringfinger in erstes Daumengelenk – seitlich,
                 Mittelfingernagelfalz auf inneren Daumen-
                 nagelfalz,
                 Zeigefingerspitze auf erstes Daumengelenk –
                 seitlich

Zeit: 5 Minuten, 7 x täglich, 11 Minuten Mindest-
                 abstand

Dieser Modus unterstützt unsere Augen-Energie in Richtung
Selbstheilung.
Er kann allein verwendet werden, in folgender Kombination wird
die Balance jedoch tiefgreifender:
1. Modus Nr. 36 – Augen
2. Modus Nr. 39 – Unterstützung zur Heilung

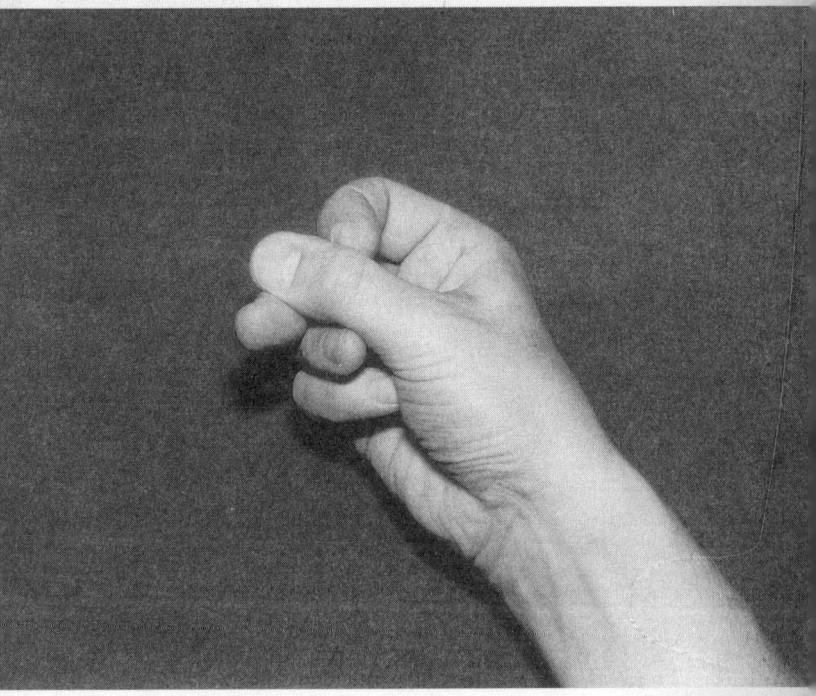

40 Ohren

Hand: links

Beschreibung: Mittelfinger zum Daumenballen beugen,
der Daumen drückt leicht auf den Mittelfinger

Zeit: 5 Minuten, 4 x täglich, 4 Minuten Mindestabstand

Anmerkung: Im Krankheitsfall soll dieser Fingermodus
19 Minuten, 6 x täglich, mit 13 Minuten
Mindestabstand gehalten werden.

Die Ohren-Energie hat in der Energielehre eine sehr hohe Priori-
tät. Die gute energetische Versorgung der Ohren hat einen großen
Einfluß auf die Gesundheit und die psychische Situation.
Eine nicht balancierte Ohren-Energie drückt sich nicht als
Schwerhörigkeit aus, sondern zeigt sich durch eingeschränkte
Wahrnehmung (wir »hören« nicht, was wir hören).
Wir können den Modus »Ohren« auch mit dem Modus Nr. 63 –
Allergie – bei Kindern kombinieren.
Der Modus »Ohren« wird nur mit der linken Hand gehalten.
Daher ist es einfach, ihn öfter, länger und auch »unbemerkt«
anzuwenden.
Der Modus »Ohren« wird als Aktivierungsmodus für die nach-
folgenden spezifischen Ohrenmodi eingesetzt.
Bei Hörproblemen empfehle ich folgende Kombination:
1. Modus Nr. 41 – Ohrenstärkung
2. Modus Nr. 30 – Atmung
3. Modus Nr. 40 – Ohren

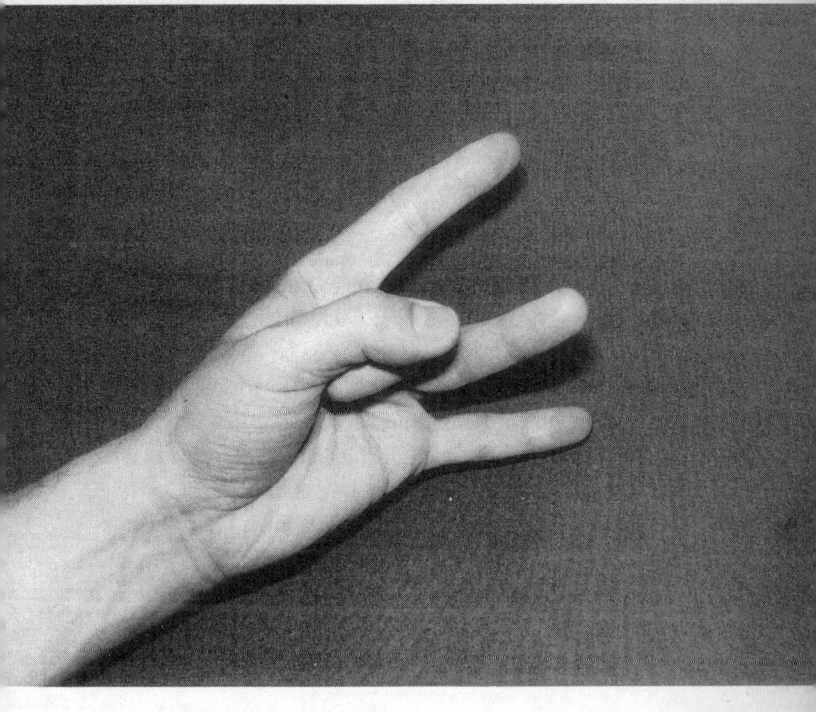

41 Ohrenstärkung

Hände: beide

Beschreibung: Daumen auf Kleinfingernagel,
                 Zeigefinger auf den Daumennagel

Zeit: 3 Minuten, 2 x täglich, 2 Minuten Mindest-
                 abstand

Der Modus »Ohrenstärkung« wird verwendet bei akuten Ohr-
Problemen, Altershörschwäche oder nach Operationen, die das
Ohr betreffen.
Zur Stärkung der Ohren können wir auch den Modus Nr. 32 –
Atmung – dazunehmen. Durch die Atmung werden die mikro-
feinen Bewegungen der Schädelknochen angeregt. Das hat wie-
der einen Einfluß auf die Balance des Innenohres.
Eine balancierte Ohren-Energie unterstützt auch unser Erinne-
rungsvermögen.

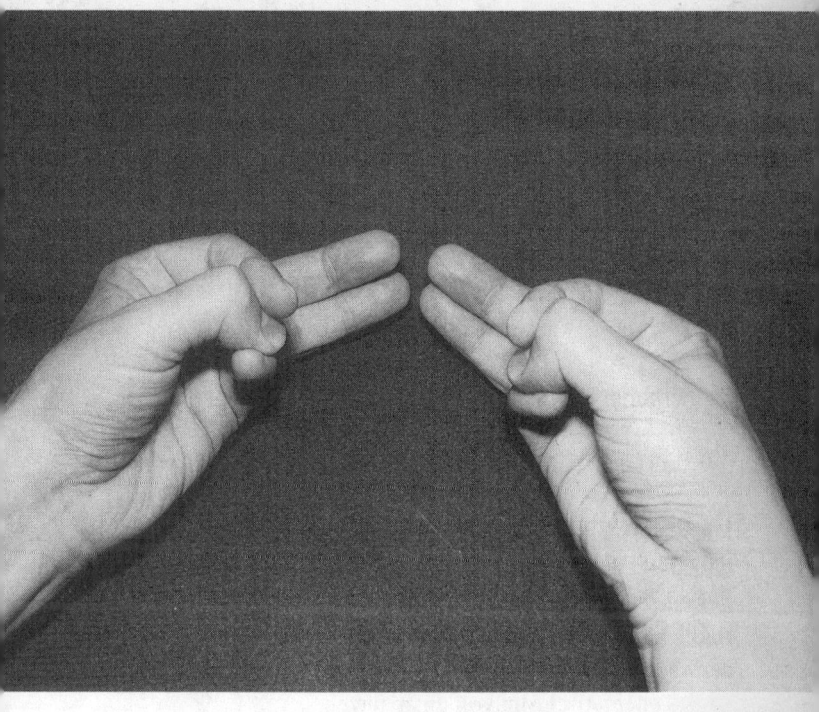

42 Ohrenschmerzen

Hände: beide

Beschreibung: *die rechte Hand:*
                Daumen und Kleinfinger zusammen,
                Zeigefinger in die Daumengrube;
                die linke Hand:
                Daumen auf drittes Ringfingergelenk

Zeit: 5 Minuten, 7 x täglich, 50 Minuten Mindest-
                abstand

Anmerkung: Im Krankheitsfall soll dieser Fingermodus
                17 Minuten, 8 x täglich, mit 4 Minuten
                Mindestabstand gehalten werden.

Ich weise darauf hin, daß bei jeder Art von Ohrenschmerzen
unbedingt der Facharzt aufzusuchen ist.
Periodisch wiederkehrende Schmerzen in den Ohren, Ohremp-
findlichkeit bei Wind und Wetter, Allergien etc. können wir mit
dem Modus »Ohrenschmerzen« lindern bzw. die Therapie des
Arztes energetisch sinnvoll unterstützen.
Die Balance wird tiefgreifender, wenn zuvor der Modus Nr. 40 –
Ohren – gehalten wird.

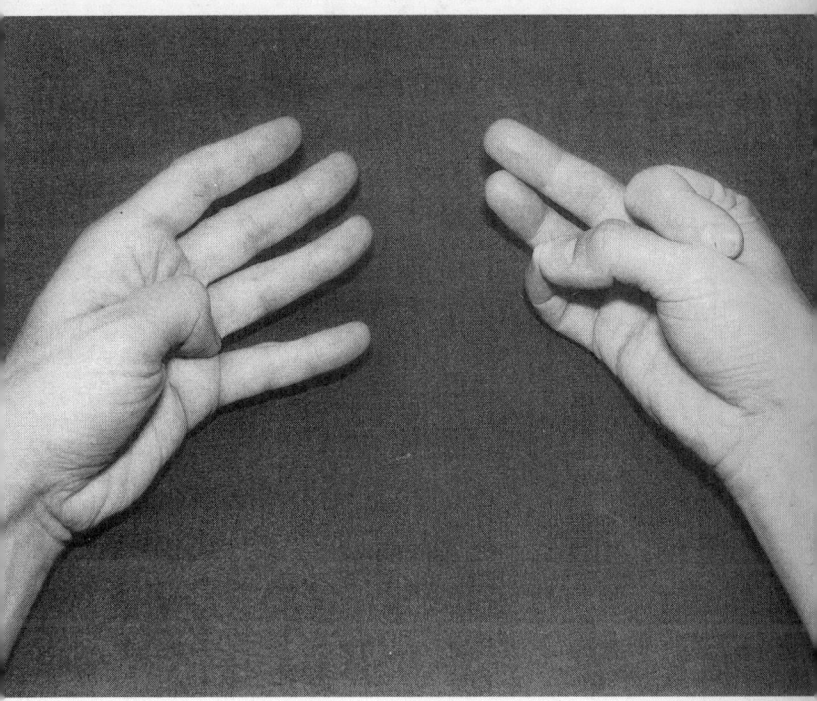

XIII. 43 Haare
44 Haarstärkung

43 Haare

Hände: beide

Beschreibung: *die rechte Hand:*
Daumenspitze auf Ringfingernagelfalz – innen,
Zeigefinger auf erstes Daumengelenk;
die linke Hand:
Daumen und Ringfinger zusammen

Zeit: 3 Minuten, 2 x täglich, 25 Minuten Mindestabstand

Anmerkung: Bei bereits offensichtlichen Haarschäden soll
der Fingermodus 5 Minuten, 4 x täglich, mit
20 Minuten Mindestabstand gehalten werden.

Brüchige Haare, Haarausfall oder graue Haare sind nicht nur eine
Alterserscheinung. Sie sind auch ein Hinweis auf Energieschwä-
che im Körper.
Die Haare spiegeln sozusagen unseren Gesundheitszustand wi-
der.
Den Modus »Haare« können wir auch vorbeugend einsetzen. Die
Zeitangabe unter »Anmerkung« empfehle ich, wenn die Haare
bereits sichtbare Schäden aufweisen.

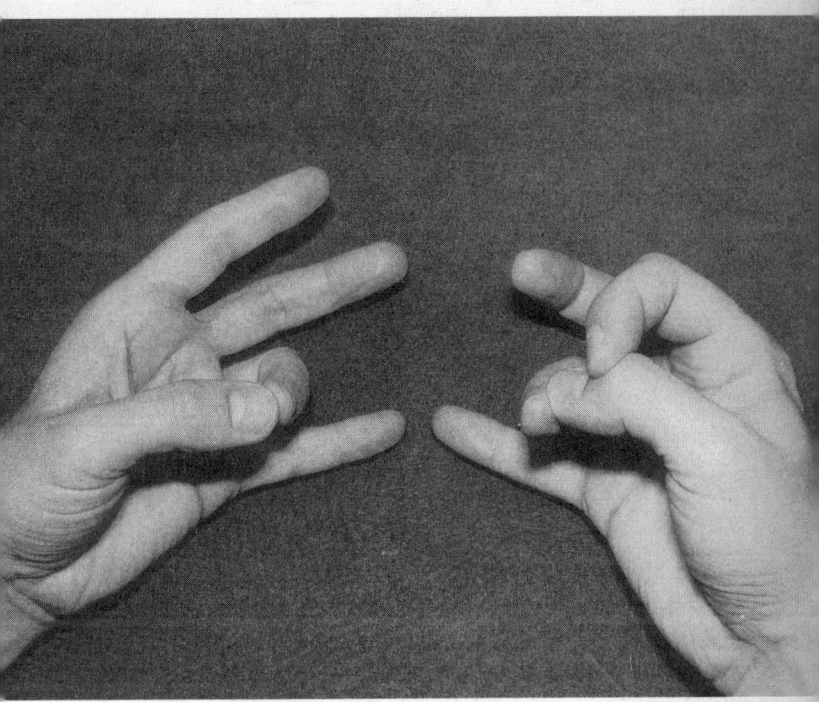

44 Haarstärkung

Hände: beide

Beschreibung: *die rechte Hand:*
                 erstes Daumenglied an drittes Kleinfinger-
                 glied – Außenkante;
                 die linke Hand:
                 erstes Daumenglied an drittes Zeigefinger-
                 glied – daumenseitig

Zeit: 5 Minuten, 3 x täglich, 2 Minuten Mindest-
                 abstand

Anmerkung: Dieser Fingermodus soll über einen Zeitraum
                 von 3 Monaten regelmäßig angewendet
                 werden.

Dieser Modus wird bei Haarausfall angewandt.
Bei krankhaftem Haarausfall oder durch Medikamente beding-
tem Haarausfall verwenden wir eine längere Haltezeit.
Wir können Haarausfall nicht sofort stoppen, aber wir schalten
die Energie am Kopf wieder ein. Nach einer Therapie (z. B.
Chemotherapie) erholen sich die Haare durch die Unterstützung
wesentlich schneller.
Der Modus »Haarstärkung« fordert von uns jedoch Konsequenz
und Ausdauer. Mit einmal wöchentlich ein bißchen Halten ist es
nicht getan.
Immer dann, wenn wir mit den Händen gerade nicht anderes zu
tun haben, können wir diesen Fingermodus einsetzen.

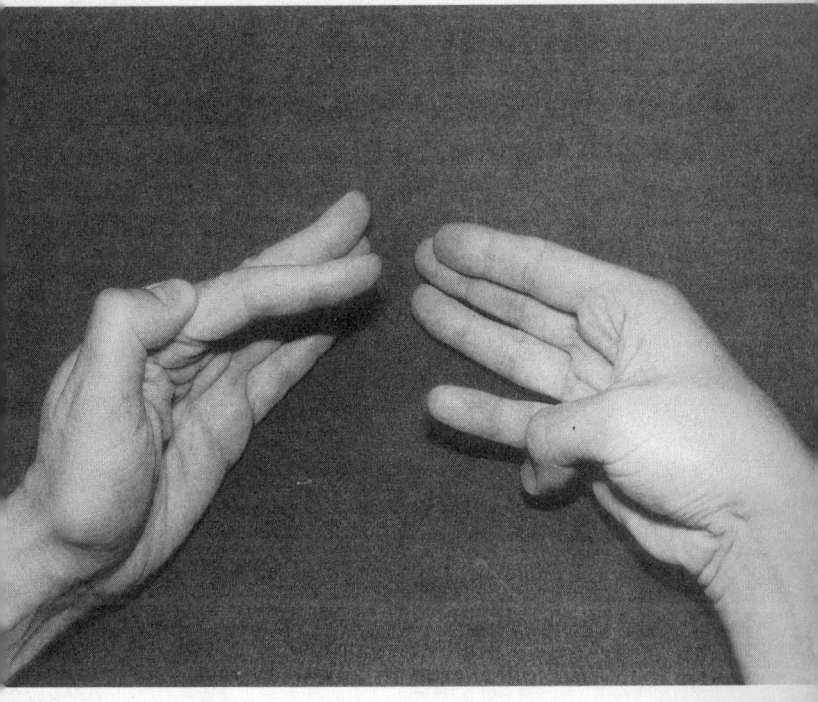

45 Verdauung

Hände: beide

Beschreibung: *die rechte Hand:*
Mittel-, Ring- und Kleinfinger rund um den
Daumennagel legen;
die linke Hand:
Daumen und Ringfinger zusammen

Zeit: 5 Minuten, 5 x täglich, 5 Minuten Mindestabstand

Der Modus »Verdauung« wird als Aktivierungsmodus für die
nachfolgenden spezifischen Verdauungsmodi eingesetzt.
Er klärt und stimuliert die Energie des Verdauungsapparates,
damit dieser seine Arbeit leichter und beschwerdefrei tun kann.
Wir sollten daran denken, die Verdauungsorgane durch vernünftige Ernährung in Schwung zu halten. Wenn wir alles mögliche
in uns hineinstopfen, wird uns der Modus nicht sehr viel helfen.
Was die Verdauungsorgane nicht verarbeiten können, ergibt Ab-
lagerungen im Körper, die dann zu Allergien führen können.
Näheres hierzu in meinem Buch »Richtig essen zur richtigen
Zeit«.

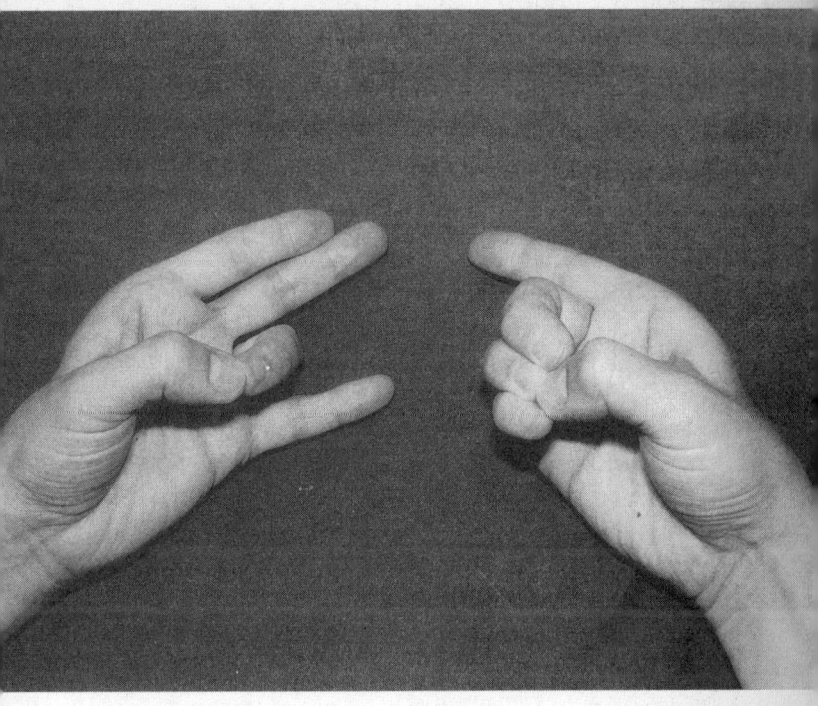

46 Verdauungsbeschwerden

Hände: beide

Beschreibung: Daumennagelfalz außen auf die äußere Kante
                des zweiten Ringfingerglieds

Zeit: 4 Minuten, 5 x täglich, 25 Minuten Mindest-
                abstand

Anmerkung: Im Krankheitsfall soll dieser Fingermodus
                45 Minuten, 7 x täglich, mit 25 Minuten
                Mindestabstand gehalten werden.

Für jene Menschen, die mit Verdauungsbeschwerden verschiedenster Art zu tun haben, bringt dieser Modus eine hilfreiche
Unterstützung der Organe.
Der Modus »Verdauungsbeschwerden« kann vorbeugend und
mit der längeren Haltezeit bei größeren Imbalancen im Verdau-
ungsbereich angewandt werden.
Folgende Kombination empfiehlt sich für eine tiefgreifendere
Balance:
1. Modus Nr. 45 – Verdauung
2. Modus Nr. 46 – Verdauungsbeschwerden

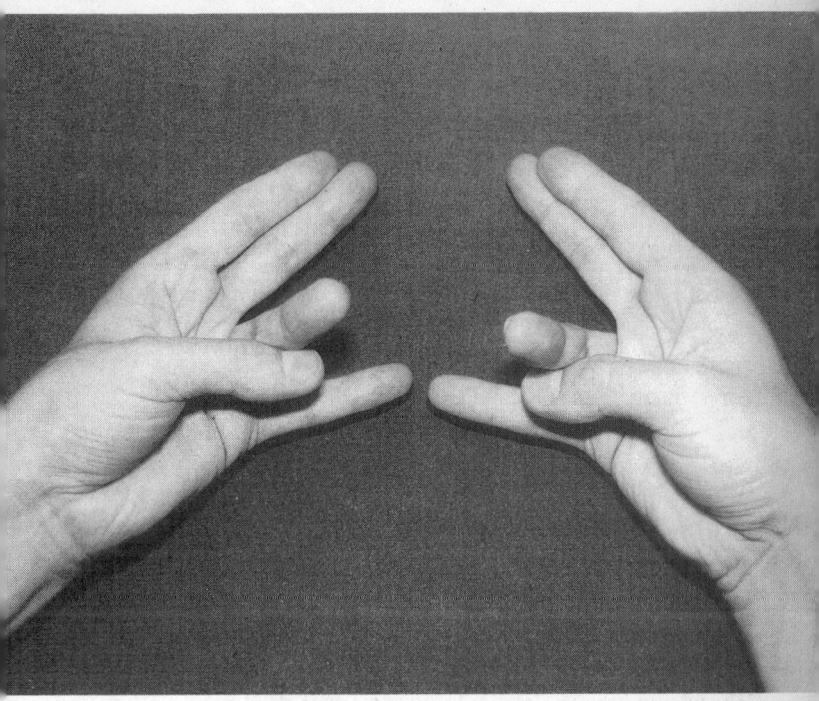

47 Dickdarm

Hände:	beide

Beschreibung: rechter Daumen auf linken Kleinfinger,
rechter Zeigefinger auf linken Daumen,
rechter Mittelfinger auf linken Zeigefinger,
rechter Ringfinger auf linken Mittelfinger,
rechter Kleinfinger auf linken Ringfinger

Zeit: 5 Minuten, 7 x täglich, 3 Minuten Mindestabstand

Anmerkung: Im Krankheitsfall soll dieser Fingermodus 20 Minuten, 10 x täglich, mit 3 Minuten Mindestabstand gehalten werden.

Im Rad der fünf Elemente wird die Dickdarm- und Lungen-Energie dem gleichen Element zugeordnet, nämlich dem Metall-Element.

Wenn es über längere Zeit Probleme mit dem Dickdarm gibt, stellen sich auch Imbalancen der Lungen-Energie ein.

Wir wissen bereits, daß die Lungen-Energie das Immunsystem, das zu 60 Prozent im Darm sitzt, kontrolliert.

Ein gut funktionierendes Immunsystem bewahrt uns auch vor Allergien. Näheres hierzu ist nachzulesen in dem Kapitel über »Allergien« in dem Buch: »Richtig essen zur richtigen Zeit«.

Schon aus diesem Grund ist der Modus »Dickdarm« bei entsprechenden Imbalancen sehr wichtig.

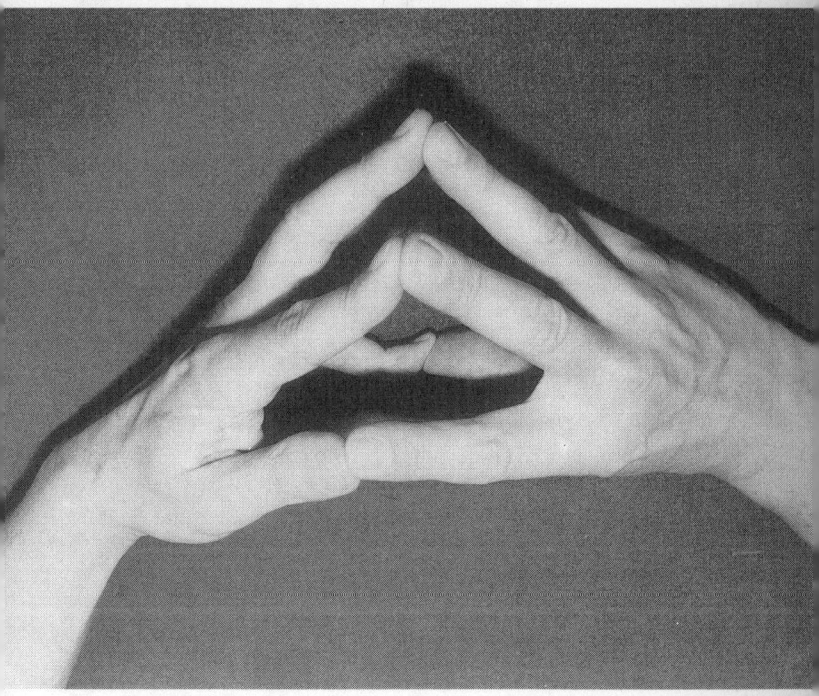

48 Hüfte

Hände: beide

Beschreibung: *die rechte Hand:*
                Daumennagel auf drittes, inneres Mittel-
                fingerglied;
                die linke Hand:
                Daumen und Ringfinger zusammen

Zeit: 9 Minuten, 4 x täglich, 15 Minuten Mindest-
                abstand

Die Energie in den Hüften stellt eine fundamentale Energie in unserem Körper dar. Dazu gehören:

1. der Beckenbereich mit dem Darm und den Geschlechts-
   organen,
2. die Hüftgelenke und
3. die Lendenwirbel, die oft Schmerzen bereiten.

Der Hüftbereich kontrolliert die Energie in den Beinen. Daher verwenden wir den Modus »Hüfte« immer als Aktivierungs-modus für den nachfolgenden spezifischen Bein-Modus.

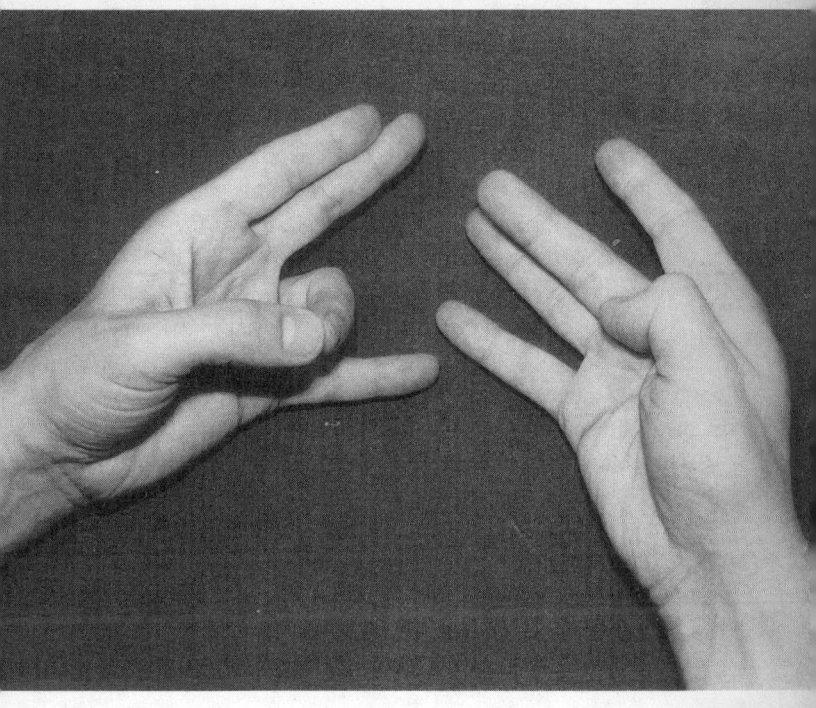

49 Bein-Energie

Hände: beide

Beschreibung: Daumen zusammen,
                rechten Ringfinger an linken Zeigefinger,
                rechten Kleinfinger an linken Mittelfinger,
                linke Ringfingerspitze an drittes, rechtes
                Kleinfingergelenk – Handinnenseite

Zeit: 7 Minuten, 5 x täglich, 16 Minuten Mindest-
                abstand

Dieser Modus unterstützt alles, was mit der Balance der Beine zu
tun hat. Wir können ihn z. B. bei Muskelschmerzen, Sehnen-
verletzungen oder nach Operationen, die mit den Beinen zu tun
haben, einsetzen.
Folgende Kombination ermöglicht eine tiefgreifendere Balance:
1. Modus Nr. 49 – Bein-Energie, danach
2. Modus Nr. 48 – Hüfte

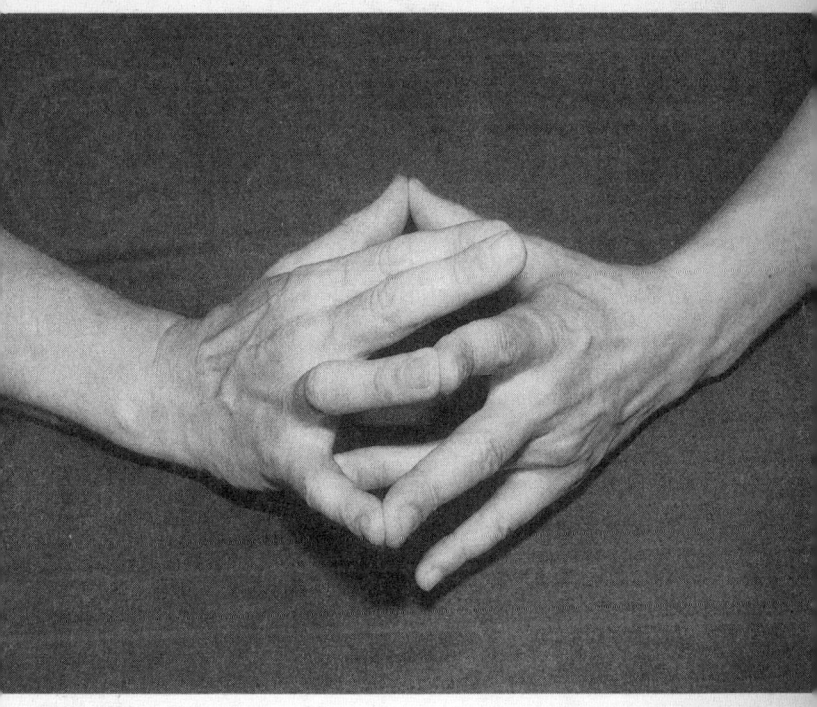

50 Hüfte mit Becken-Energie

Hände: beide

Beschreibung: beide Daumen zusammen,
                           beide Zeigefinger zusammen,
                           beide Mittelfinger kreuzen in Höhe des ersten
                           Gelenkes (rechter Finger ist näher beim Körper),
                           rechter Kleinfinger an linken Ringfinger
                           (geht unten),
                           rechten Ringfinger an linken Kleinfinger

Zeit: 25 Minuten, 5 x täglich, 10 Minuten Mindest-
                           abstand

Dieser Modus verbindet die Energie des Beckens mit der Energie
der Hüfte.
Da diese Aufgabe etwas schwieriger ist, ergibt sich eine längere
Haltezeit. Der Modus »Hüfte mit Becken-Energie« kann mit den
Modi Nr. 48 oder 49 kombiniert werden.

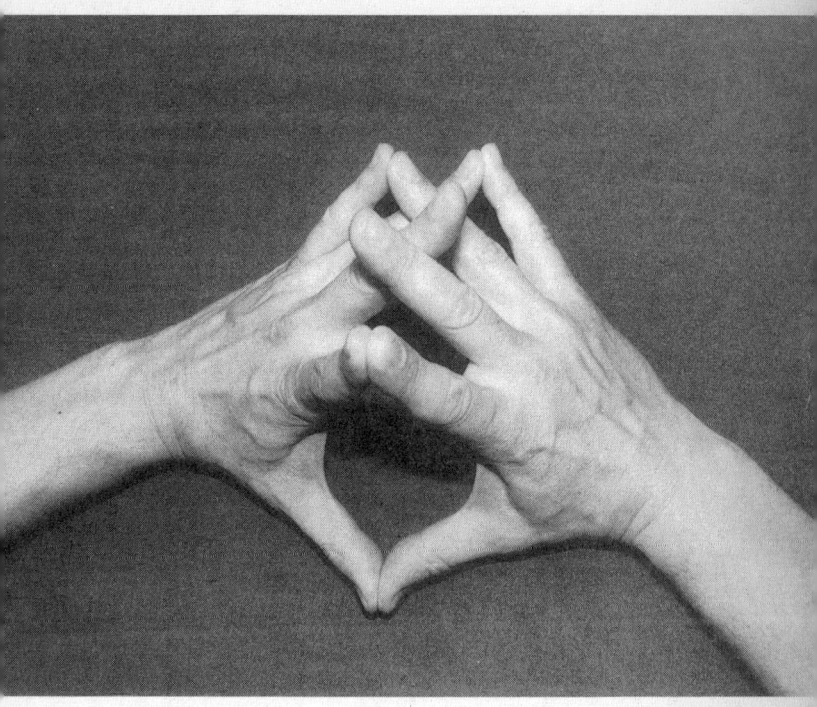

XVI. 51 **Krampfadern**

52 **Schmerzende Krampf-
adern**

51 Krampfadern

Hände: beide

Beschreibung: rechter Zeigefinger an linken Daumen,
rechter Mittelfinger an linken Kleinfinger (unten),
rechter Ringfinger an linken Mittelfinger,
rechter Kleinfinger an linken Ringfinger

Zeit: 7 Minuten, 7 x täglich, 15 Minuten Mindestabstand

Hier geht es um Krampfadern, die nicht im akuten Zustand sind.
Sie machen sich nur bei bestimmten Gelegenheiten bemerkbar,
wie z. B. nach dem Genuß gewisser Nahrungsmittel oder bei
bestimmtem Wetter.
Um eine tiefgreifendere Balance zu erzielen, kann folgende
Kombination angewandt werden:
1. Modus Nr. 48 – Hüfte
2. Modus Nr. 49 – Bein-Energie
3. Modus Nr. 51 – Krampfadern
Näheres hierzu finden Sie in »Richtig essen zur richtigen Zeit«.

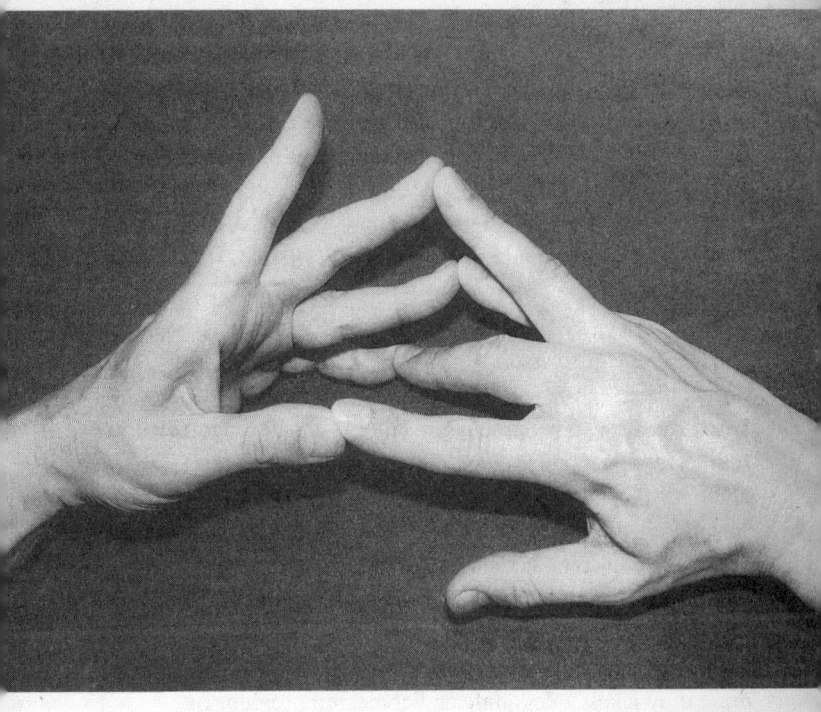

52 Schmerzende Krampfadern

Hände: beide

Beschreibung: rechten Daumen und Ringfinger zusammen,
                     linken Daumen durch diesen Kreis,
                     rechte Zeigefingerspitze auf die linke Daumen-
                     spitze,
                     linke Zeigefingerkuppe umfaßt von hinten das
                     rechte, dritte Mittelfingerglied

Zeit: 7 Minuten, 5 x täglich, 8 Minuten Mindest-
                     abstand

Ich kenne dieses Thema sehr gut. Ich selbst habe lange Zeit unter
schmerzenden Krampfadern gelitten. Ich sollte operiert werden,
doch verschiedene Ärzte rieten mir ab, weil es nicht immer *die*
Lösung ist, die zu bleibenden Ergebnissen führt. Ich habe energetische Balancemethoden bei mir angewandt.
Fazit: Ich habe seit langem keine Schmerzen mehr, und von einer
Operation ist keine Rede.
Ich meine jenes Schmerzgefühl, als wären die Beine mit Stachel-
draht umwickelt, oder ähnliche Schmerzempfindungen.
Der Modus »Schmerzende Krampfadern« kann direkt bei akuten
Schmerzzuständen angewandt werden. Eine tiefgreifendere Balance erreichen wir durch folgende Kombination:
1. Modus Nr. 52 – Schmerzende Krampfadern
2. Modus Nr. 48 – Hüfte

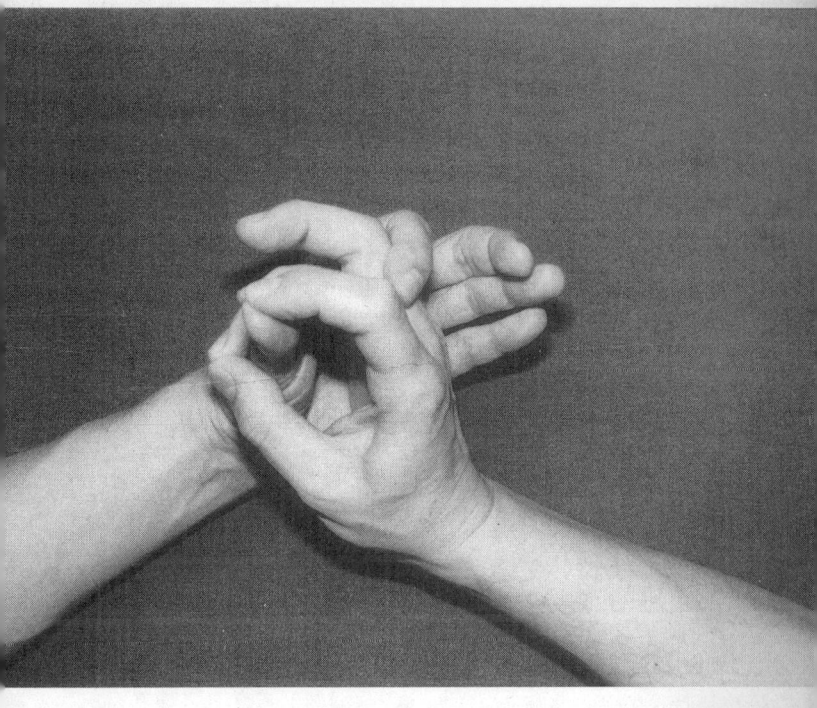

XVII.   53 Herzschmerzen

53 Herzschmerzen

Hände: rechts oder links

Beschreibung: Daumen, Zeige- und Ringfinger zusammen

Zeit: 4 Minuten, 5 x täglich, 4 Minuten Mindest-
                abstand

Es versteht sich von selbst, daß bei irgendwelchen Herzbeschwer-
den immer ärztliche Kontrolle und Heilkunst gefordert ist. Bei
Problemen mit dem Herz müssen wir auf alle Fälle den Arzt
aufsuchen.
Der Modus »Herzschmerzen« balanciert unspezifische Herz-
schmerzen, die durch ein EKG nicht zu erfassen sind und die sich
durch ärztliche Behandlung nicht verbessern.
Es geht hier um Herzstiche, Extrasystolen oder ein dumpfes
Gefühl im Bereich des Herzens.
Der Modus kann auch verwendet werden, um eine ärztliche
Therapie zu unterstützen.

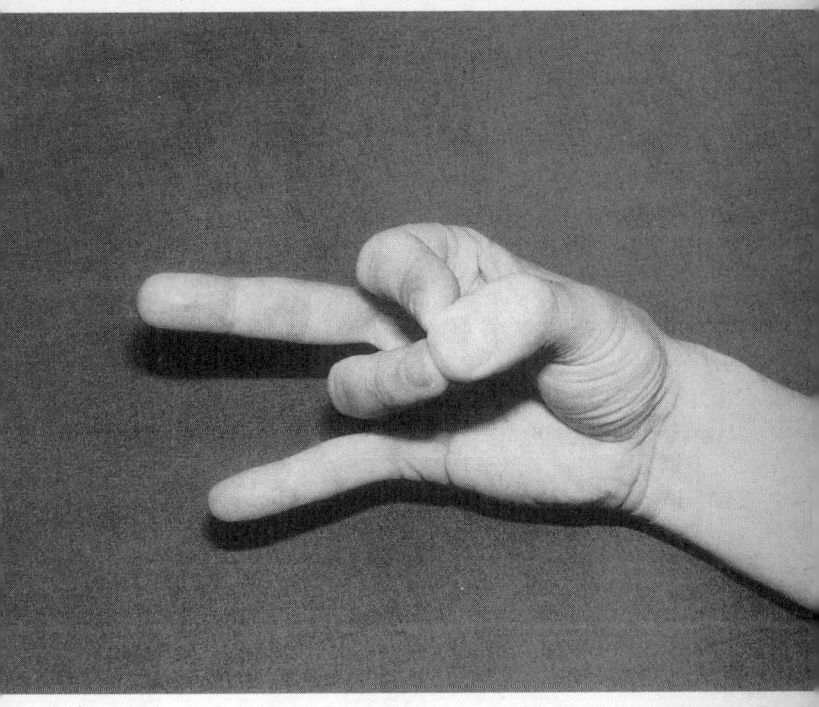

54 Schule

Hände: beide

Beschreibung: *die rechte Hand:*
                   Daumenspitze auf Ringfingernagelfalz – innen,
                   Zeigefinger auf erstes Daumengelenk;
                   die linke Hand:
                   Daumen und Mittelfinger zusammen

Zeit: 6 Minuten, 6 x täglich, 7 Minuten Mindest-
                   abstand

Mit dem Thema Schule schlagen wir ein großes Kapitel auf.
In der Schule geht es in erster Linie darum, streßfrei Neues
aufzunehmen und sich gut dabei zu fühlen.
»Schule« weckt in jedem von uns eigene Erinnerungen. Ist da
immer alles so gelaufen, wie wir es gerne gehabt hätten?
Den Modus »Schule« verwenden wir für klare Aufnahmefähig-
keit, Streßfreiheit und für einen harmonischen Umgang mit Mit-
schülern und Lehrern.
Wenn wir selbst in der Balance sind, müssen sich andere mit uns
auch nicht so stressen. Außerdem unterstützen wir die Lehrer in
ihrer ohnehin schweren Aufgabe, den Schülern etwas beizubrin-
gen.
Bewährt hat sich folgende Kombination bei Prüfungen:
1. Modus Nr. 54 – Schule
2. Modus Nr. 30 – Streßstabilität

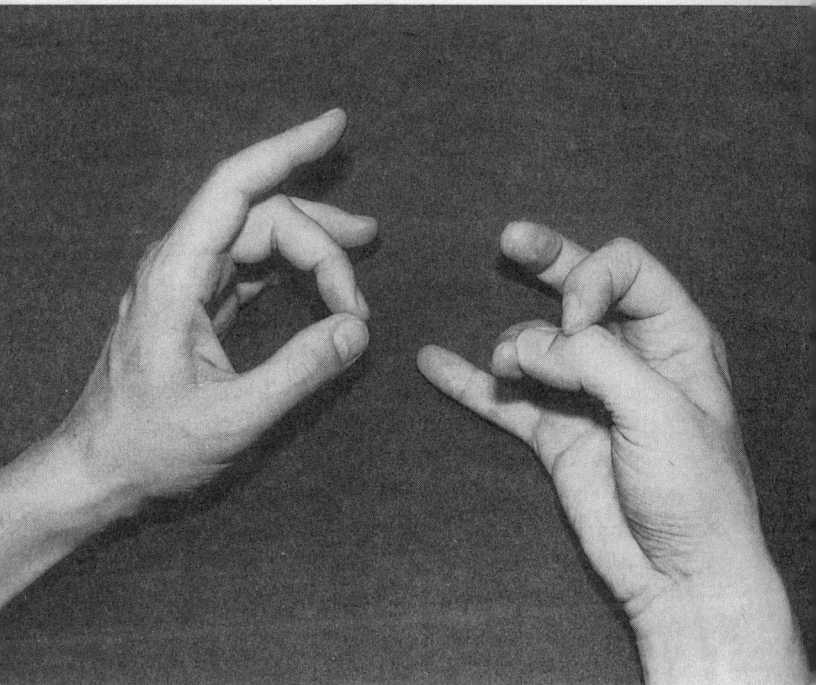

55 Gehirnintegration

Hände: beide

Beschreibung: Daumen auf Ring- und Kleinfingernagel legen

Zeit: 4 Minuten, 6 x täglich, 17 Minuten Mindest-
                  abstand

Die Integration der beiden Gehirnhälften ist bereits eine fundamentale Balance. Ich habe daher schon an einer anderen Stelle in
diesem Buch über dieses Thema geschrieben.
Gehirnintegration hat nicht nur etwas mit akademischen Fertigkeiten wie lernen oder sich im Leben gut ausdrücken können zu
tun. Die Gehirnintegration hat auch auf die Gesundheit einen
fundamentalen Einfluß.
Jede Krankheit hat eine zerebrale Dominanz. Das heißt, die
Meldung einer Krankheit ist in *einer* Gehirnhälfte gespeichert.
Wenn wir gesund sind, sind beide Gehirnhälften eingeschaltet.
Der Modus »Gehirnintegration« ist für jede Art von Gesundung
und Balance von großem Nutzen.

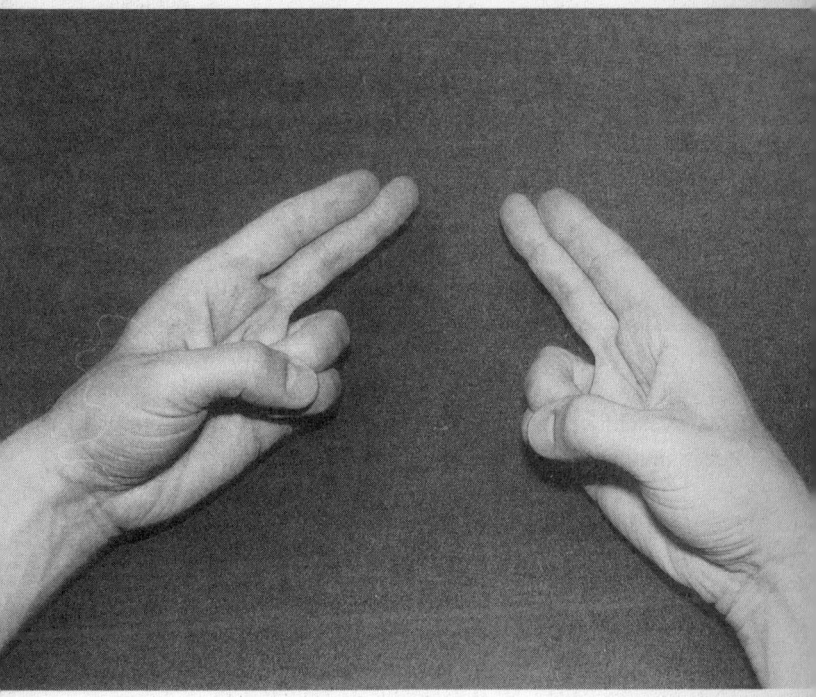

56 Denken

Hände: beide

Beschreibung: *die rechte Hand:*
                    Daumen auf Ringfingernagel;
                    die linke Hand:
                    Daumennagelfalz innen auf drittes Mittel-
                    fingerglied – innen

Zeit: 10 Minuten, 3 x täglich, 25 Minuten Mindest-
                    abstand

Oft löst das Wort »Denken« schon Streß aus. Es geht darum,
kreative, schöpferische und analytische Denkprozesse zu ermög-
lichen und durchzuführen. Mit einem Wort: »streßfrei« zu werden.
Denn Streß wirkt sich in unserem Körper wie ein Störsender aus:
Ein Wort liegt uns auf der Zunge, doch wir können es nicht
aussprechen. Oder: Wir sehen einen Menschen, wie er leibt und
lebt, vor uns – aber wir sind nicht in der Lage, seinen Namen zu
nennen.
Zwei Möglichkeiten der Balance bieten sich hier an:

I.
1. Modus Nr. 30 – Streßstabilität
2. Modus Nr. 56 – Denken

II.
1. Modus Nr. 55 – Gehirnintegration
2. Modus Nr. 30 – Streßstabilität
3. Modus Nr. 56 – Denken

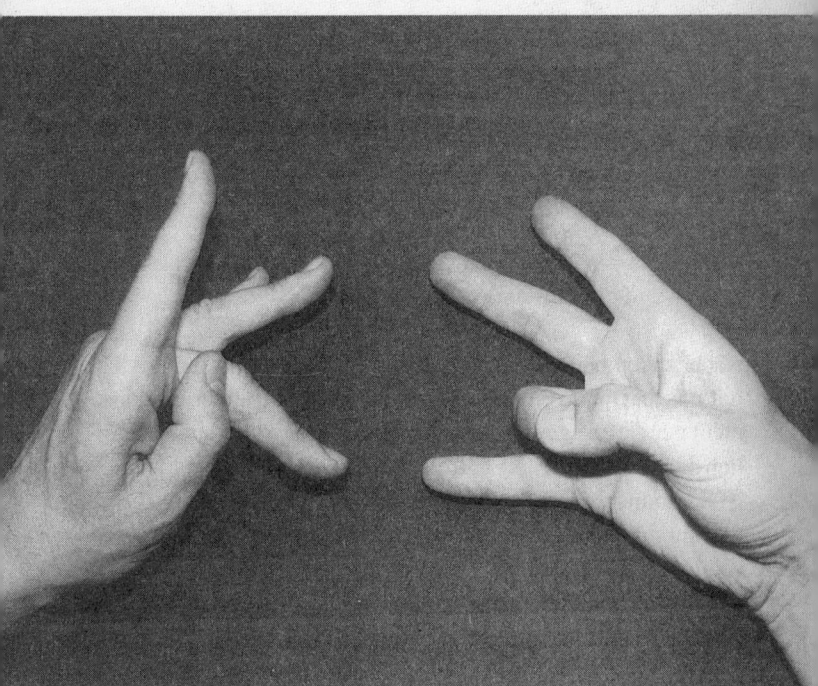

57 Nachdenken

Hände: beide

Beschreibung: *die rechte Hand:*
                 Daumenspitze auf Ringfingernagelfalz – innen;
                 die linke Hand:
                 Daumen und Mittelfinger zusammen

Zeit: 4 Minuten, 5 x täglich, 7 Minuten Mindest-
                    abstand

Nachdenken heißt, Gelerntes anzuwenden. Es geht darum, daß
wir uns an Dinge erinnern, die schon etwas länger her sind, also
nicht gerade erst gestern geschehen sind. Das ist besonders nütz-
lich bei Klassenarbeiten, aber generell auch im Beruf. Schließlich
ist es immer gut zu wissen, wann wir was sagten, wie eine
bestimmte Arbeit durchgeführt wurde oder wer uns wie etwas
zeigte.
Der Modus »Nachdenken« kann besonders gut mit dem Modus
Nr. 55 – Gehirnintegration – kombiniert werden.

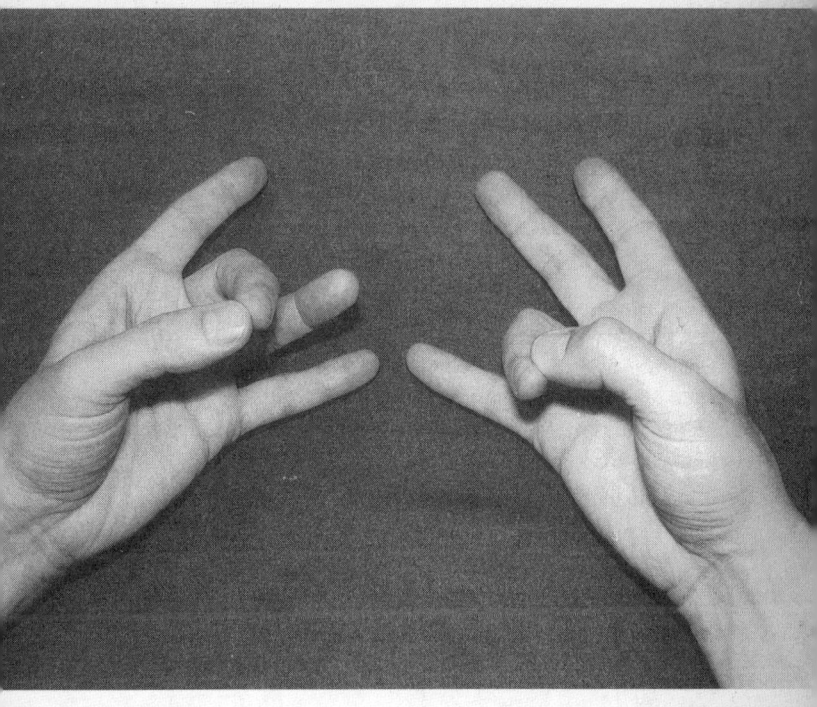

58 Lernen

Hände: beide

Beschreibung: *die rechte Hand:*
Zeigefinger auf erstes Daumengelenk;
die linke Hand:
Daumennagelfalz außen auf zweites Mittelfingerglied – außen

Zeit: 6 Minuten, 3 x täglich, 3 Minuten Mindestabstand

Lernen hört bekanntlich nie auf, solange wir leben. Lernen wird
aber oft nur mit Schule oder Ausbildung in Zusammenhang
gebracht.
Wir lernen auch in unserem Leben ständig weiter!
Lernen ist ein Lebensprozeß. Doch wie sollen wir uns im Leben
wirklich bewähren können, wenn unsere Bereitschaft zum Lernen nicht vorhanden ist?
Folgende Kombination ist zu empfehlen:
1. Modus Nr. 55 – Gehirnintegration
2. Modus Nr. 58 – Lernen

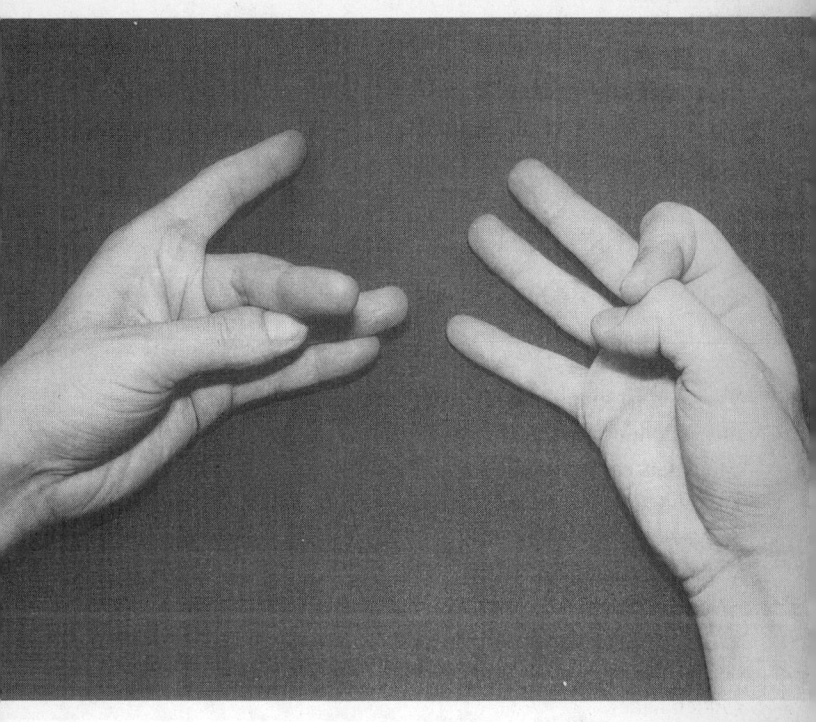

59 Vorlesen

Hände: beide

Beschreibung: linkes Daumenglied außen auf drittes Klein-
                   fingerglied außen,
                   rechten Daumen an linken Zeigefinger,
                   rechten Mittelfinger an linken Mittelfinger,
                   rechten Ringfinger an linken Ringfinger

Zeit: 4 Minuten, 6 x täglich, 4 Minuten Mindest-
                   abstand

Vorlesen ist eine äußerst diffizile Tätigkeit. Wir müssen lesen,
mit Betonung vortragen, das Gelesene zugleich verstehen und
dann alles in einem Punkt zusammenbringen.

Was nützt es uns, wenn wir lesen und mit Betonung wunderbar
vortragen, jedoch von dem Vorgelesenen haben wir uns nichts
gemerkt?

Selbst wenn wir den Sinn des Gelesenen erfassen konnten, haben
wir die »Aufgabe« nicht erfüllt, wenn unser »Publikum« während
des Vorlesens unaufmerksam wurde und wir selbst Streß emp-
funden haben.

Der Modus »Vorlesen« schaltet die Fähigkeit, alles auf einen
Punkt zusammenzubringen, ein.

Er sollte in folgender Kombination verwendet werden:

1. Modus Nr. 55 – Gehirnintegration
2. Modus Nr. 59 – Vorlesen

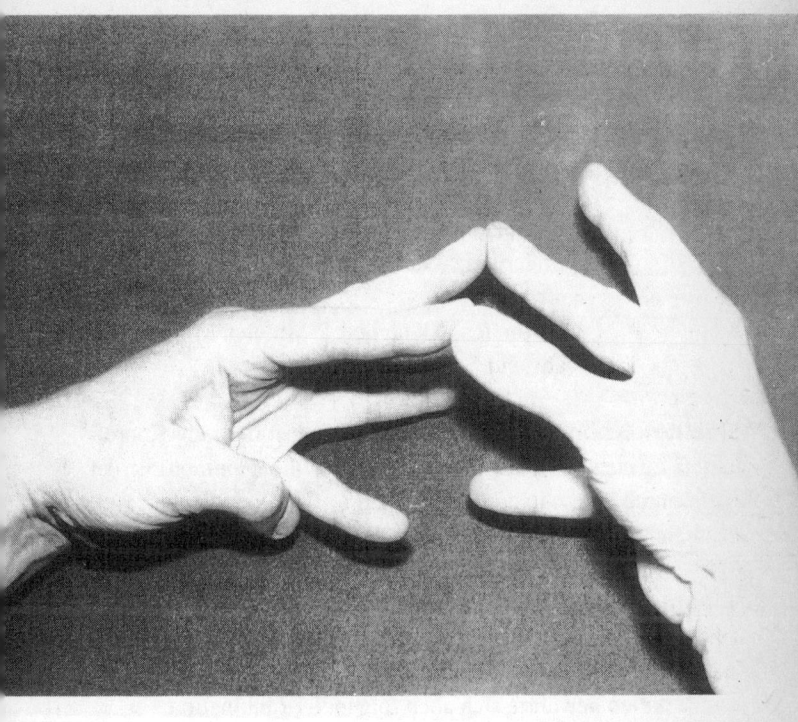

60 Schreiben

Hände: beide

Beschreibung: *die rechte Hand:*
                 Mittelfinger an die Daumenwurzel,
                 Zeigefingerspitze auf erstes Daumengelenk;
                 die linke Hand:
                 Daumennagelfalz außen auf zweites Mittel-
                 fingerglied – außen

Zeit: 3 Minuten, 6 x täglich, 7 Minuten Mindest-
                 abstand

Schreiben ist eine besondere Tätigkeit. Es erfordert die Koordi-
nation zwischen Hand und Augen, und die Feinmotorik der
Finger muß hierzu in der Balance sein.
Beim Schreiben müssen bestimmte Fertigkeiten und Energien im
Körper verbunden werden. Damit das leichter gelingt, können wir
den Modus »Schreiben« anwenden.
Ich empfehle auch, diesen Modus mit dem Modus Nr. 57 –
Nachdenken – zu kombinieren.
Des weiteren bewährte sich auch folgende Kombination:
1. Modus Nr. 60 – Schreiben
2. Modus Nr. 57 – Nachdenken
3. Modus Nr.   0 – Fingerbeweglichkeit

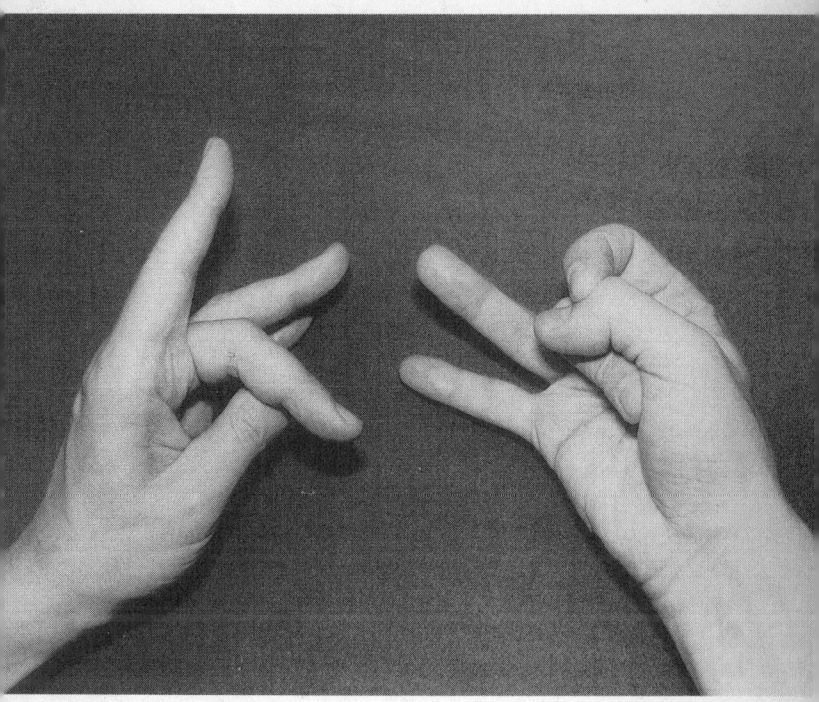

XIX.   61 Entgiftung

61 Entgiftung

Hände: beide

Beschreibung: Daumen auf drittes Ringfingerglied – Innenkante

Zeit: 10 Minuten, 7 x täglich, 9 Minuten Mindest-
                 abstand

Anmerkung: Dieser Fingermodus kann auch nur mit einer
                 Hand gehalten werden.

Der Einsatz von Medikamenten als Notfallmedizin, um den Körper am Leben zu erhalten, ist wichtig. Leider werden Medikamente von unserem Körper nicht immer so gut vertragen, wie wir
uns das wünschen.
Der Modus »Entgiftung« hilft dem Körper, die weniger verträg-
lichen Substanzen eines Medikaments besser zu vertragen. Er
unterstützt sozusagen die Heilwirkung des Medikaments.

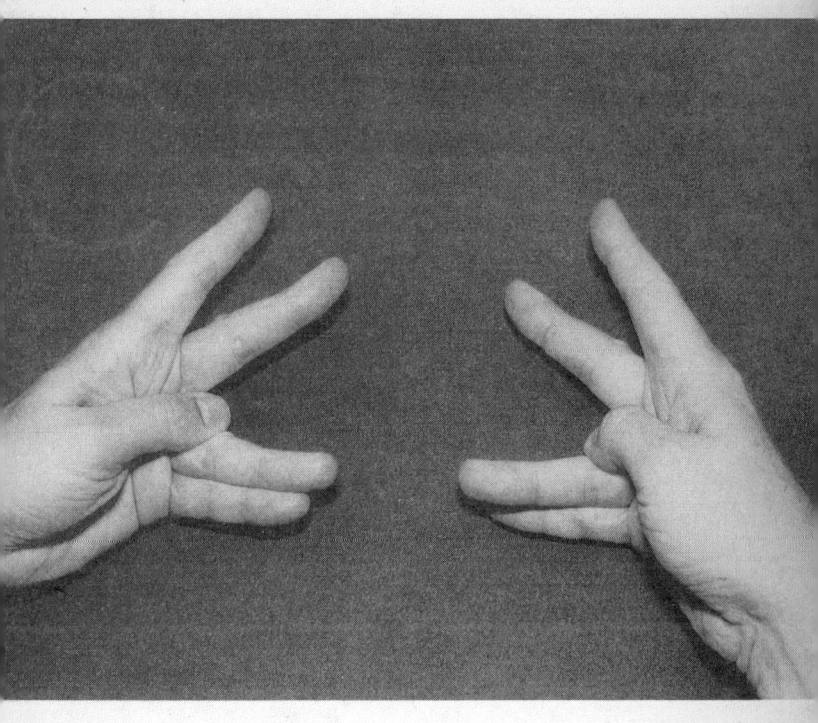

62 Allergie

Hände: rechts, links oder beide

Beschreibung: Zeigefinger in die Daumengrube,
                 Daumen und Mittelfinger zusammen

Zeit: 7 Minuten, 4 x täglich, 15 Minuten Mindest-
                 abstand

Anmerkung: Im Krankheitsfall soll dieser Fingermodus
                 17 Minuten, 8 x täglich, mit 16 Minuten
                 Mindestabstand gehalten werden (mit beiden
                 Händen!).

Nähere Ausführungen zum Thema Allergien finden sich in meinem Buch »Richtig essen zur richtigen Zeit«.
Allergien und die funktionellen Störungen im Körper sind dort
ausführlich dargestellt.
Unter Allergien verstehen wir hier alles, was mit Allergien,
Heuschnupfen etc. zu tun hat.
Es geht darum, den Körper mit dem Modus »Allergie« so zu
balancieren, daß er weniger Streß mit diesem Zustand hat. Erst
dann können seine Selbstheilungskräfte besser zum Einsatz kommen.
Im akuten Zustand einer Allergie können wir den Modus abwech-
selnd mit der rechten oder linken Hand ständig halten. Wenn es
möglich ist, benützen wir beide Händen gleichzeitig dafür.
Folgende Kombination bringt eine tiefgreifendere Balance:
1. Modus Nr. 62 – Allergie
2. Modus Nr. 55 – Gehirnintegration

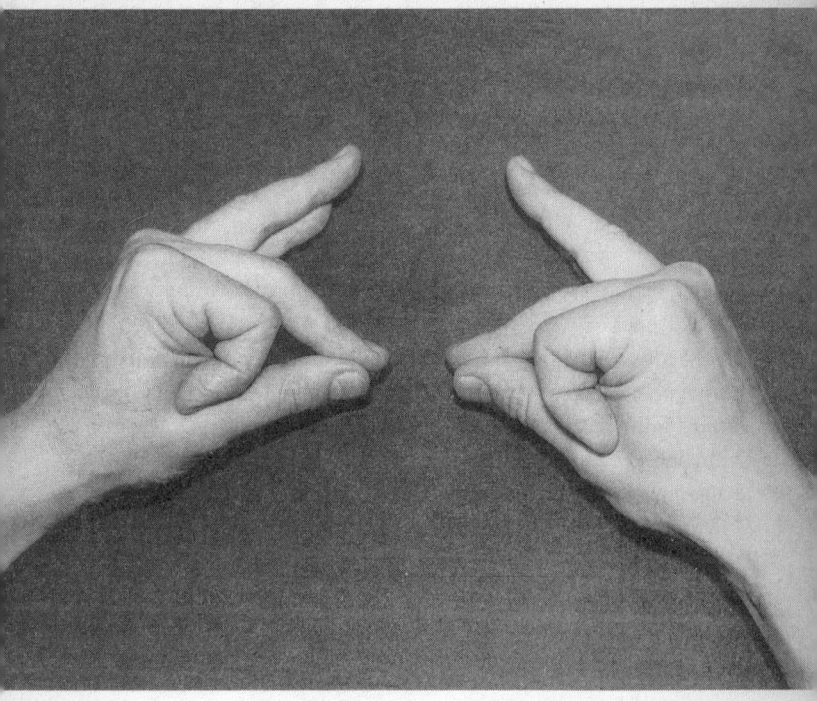

63 Allergie bei Kindern

Hände: rechts, links oder beide

Beschreibung: Mittelfinger in die Daumengrube,
                     Daumen und Zeigefinger zusammen

Zeit: 6 Minuten, 3 x täglich, 20 Minuten Mindest-
                     abstand

Kinder benötigen eine andere Unterstützung bei Allergien als
Erwachsene.
Der Modus »Allergie bei Kindern« soll mit beiden Händen in der
vorgegebenen Zeit gehalten werden. Im akuten Zustand darüber
hinaus mit einer Hand, um die andere Hand für Tätigkeiten frei
zu haben.
Folgende Kombination bewirkt eine tiefgreifendere Balance:
1. Modus Nr. 55 – Gehirnintegration
2. Modus Nr. 63 – Allergie bei Kindern

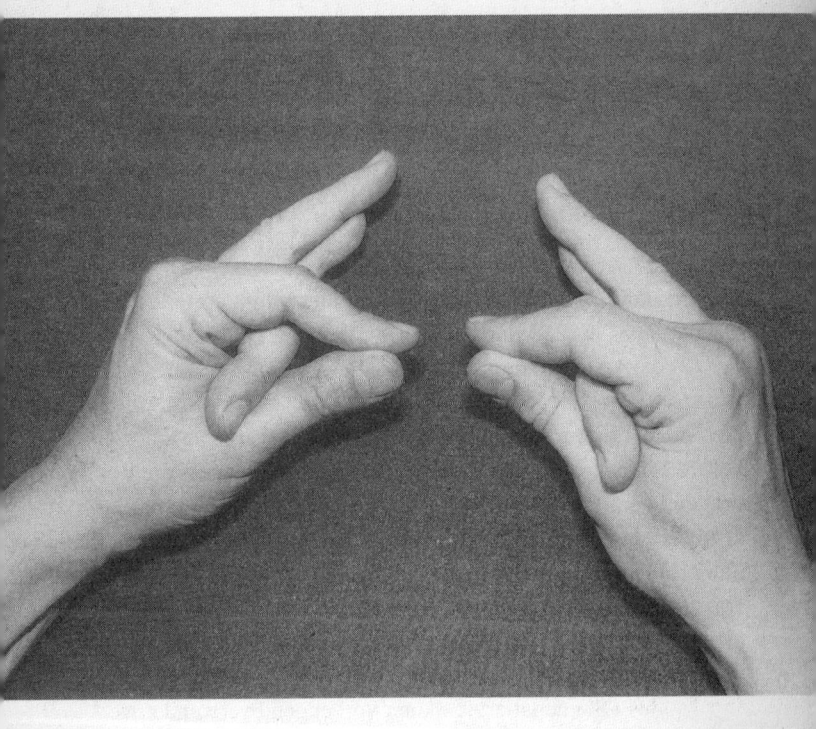

64 Sonnenallergie

Hände: beide

Beschreibung: Daumenspitze auf drittes Ringfingerglied –
                Handinnenseite

Zeit: 5 Minuten, 5 x täglich, 3 Minuten Mindest-
                abstand

Anmerkung: Im Krankheitsfall soll dieser Fingermodus
                12 Minuten, 10 x täglich, mit 10 Minuten
                Mindestabstand gehalten werden.

Sonnenallergien treten in den letzten Jahren vermehrt auf. Die
Fernreisen nehmen zu. Flugzeuge bringen heute bereits die Rei-
senden in einigen Stunden Flug in ein völlig anderes Klima.
Oftmals ist die Energie des Körpers zu schwach, um sich schnell
und problemlos auf die neuen Kriterien einzustellen.
Das vernünftige Maß spielt eine große Rolle. Wird es nicht
eingehalten, kommt es immer häufiger zu Sonnenallergien auch
in unseren Breiten.
Der Modus »Sonnenallergie« kann vorbeugend verwendet werden. Im akuten Zustand müssen wir die Haltezeiten anwenden,
die unter »Anmerkung« stehen.

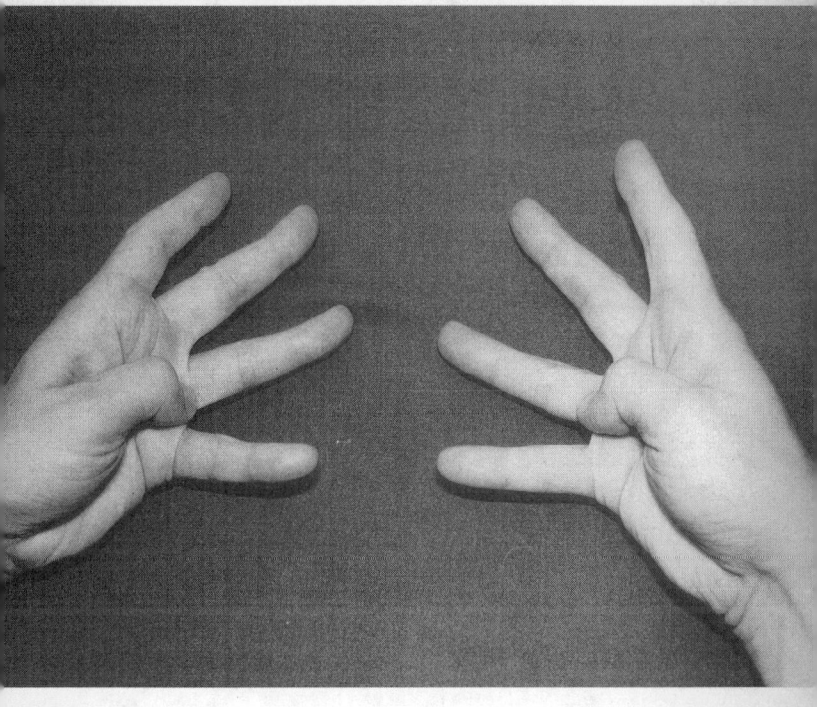

65 Nierenbeschwerden

Hände: beide

Beschreibung: *die rechte Hand:*
                 Daumennagelfalz auf drittes Ringfinger-
                 gelenk – außen;
                 die linke Hand:
                 Daumen und Ringfinger zusammen

Zeit: 5 Minuten, 5 x täglich, 7 Minuten Mindest-
                 abstand

Anmerkung: Im Krankheitsfall soll dieser Fingermodus
                 16 Minuten, 7 x täglich, mit 3 Minuten
                 Mindestabstand gehalten werden, mindestens
                 9 Tage lang.

Der Volksmund sagt: »Das geht mir an die Nieren.«
Emotionale Belastungen, Jahre und Jahrzehnte lang gelebt, bela-
sten unsere Organe. Die Nieren sind dafür besonders anfällig.
Der Modus »Nierenbeschwerden« unterstützt die Energie bei
unspezifischen Beschwerden.
Haben wir für unsere Nierenprobleme bereits einen klinischen
Befund, können wir die ärztliche Therapie durch das Halten des
Modus in sinnvoller Weise unterstützen. Doch dabei verlängert
sich die Haltezeit, wie unter »Anmerkung« zu lesen ist.

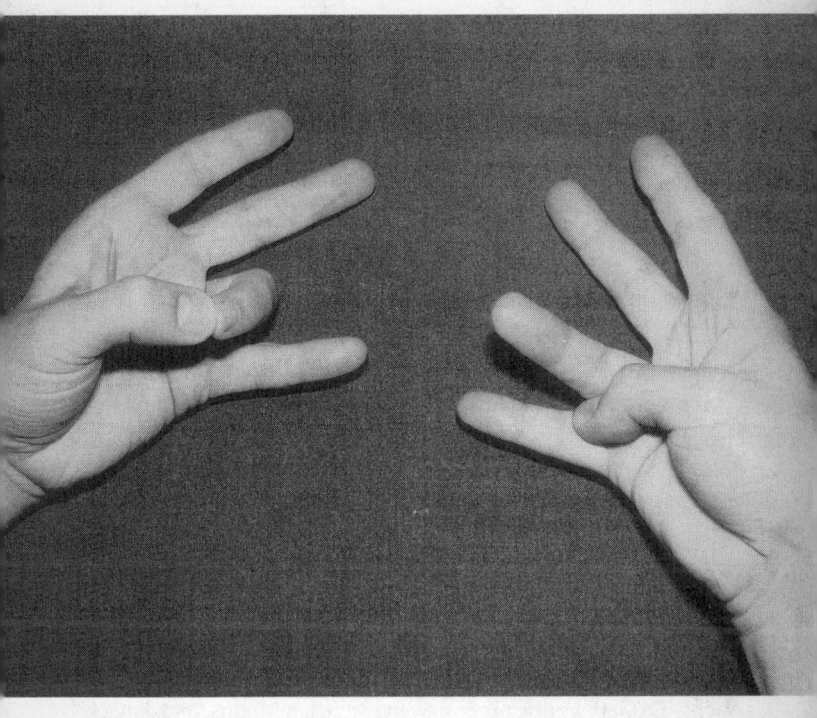

66 Gallenblase

Hände: beide

Beschreibung: *die rechte Hand:*
                  Daumennagel auf drittes Mittelfingerglied;
                  die linke Hand:
                  Daumennagel auf drittes Zeigefingerglied

Zeit: 3 Minuten, 5 x täglich, 5 Minuten Mindest-
                  abstand

Anmerkung: 5 Minuten, 9 x täglich, 6 Minuten Mindest-
                  abstand

Ich habe schon bei anderen Modi darauf hingewiesen, daß wir durch falsche Ernährung die Energie der Organe aus der Balance bringen.

Wenn wir nach üppigem Essen die Gallenblase unangenehm spüren, sollte dies bereits ein Alarmzeichen für uns sein.

Der Modus »Gallenblase« hilft, das »beleidigte« Organ zu unterstützen. Jetzt aber bitte nicht nach folgendem Motto handeln: Wenn die Gallenblase pikt, verwende ich den Modus, und danach ist alles wieder okay. Nein, so bitte nicht!

Dieser Modus unterstützt auch jene, bei denen sich bereits größere Imbalancen in der Gallenblase zeigen. Dafür sollte die Anwendung aber öfter und länger erfolgen (siehe Anmerkung).

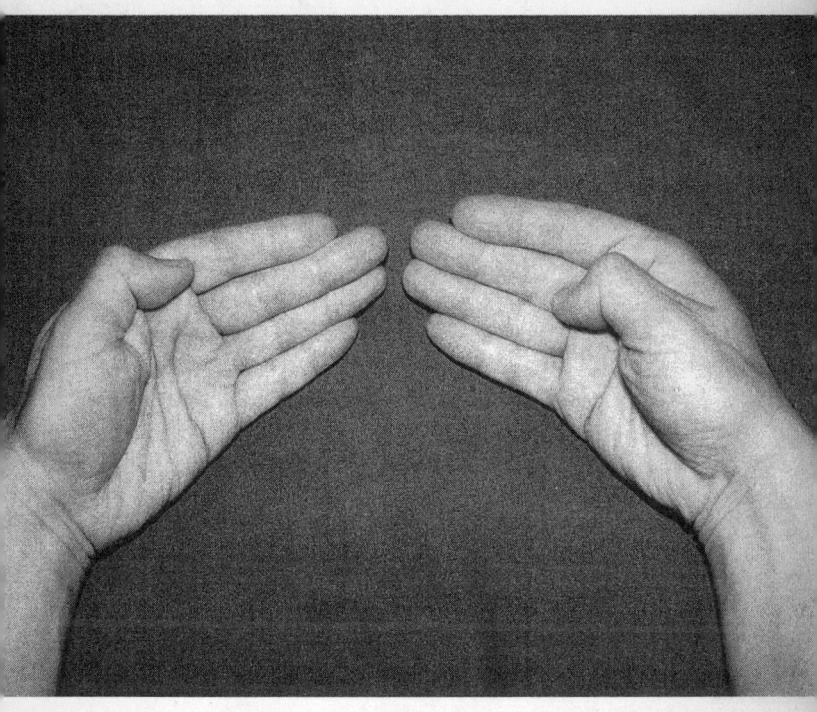

67 Milz–Pankreas

Hände: beide

Beschreibung: *die rechte Hand:*
                 Daumen, Zeige- und Ringfinger zusammen;
                 die linke Hand:
                 Daumen auf Zeigefingernagel

Zeit: 4 Minuten, 4 x täglich, 5 Minuten Mindest-
                 abstand

Dieser Modus hilft jenen Menschen, die mit Milz und Pankreas
(= die Bauchspeicheldrüse) in irgendeiner Form Probleme haben.
In erster Linie sind die Diabetiker unter uns angesprochen.
Ist die Bauchspeicheldrüse besonders betroffen, sollten wir den
Modus Nr. 66 – Gallenblase – mit dem Modus »Milz–Pankreas«
kombinieren:
1. Modus Nr. 66 – Gallenblase
2. Modus Nr. 67 – Milz–Pankreas
In der chinesischen Medizin kooperieren diese beiden Organ-
Energien miteinander.

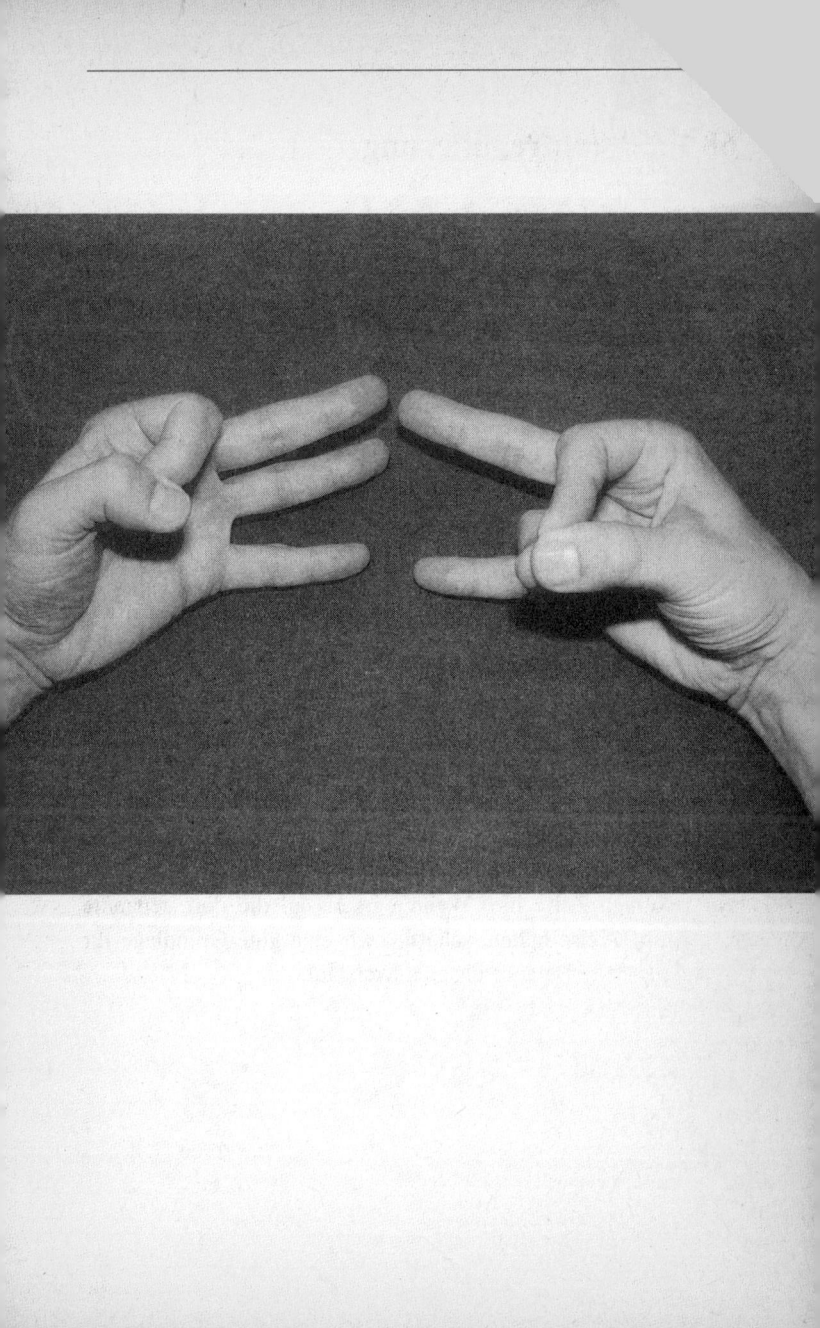

slaufregulierung

Hände:	beide

Beschreibung: *die rechte Hand:*
Daumen, Zeige- und Ringfinger zusammen;
die linke Hand:
Daumen auf Kleinfingernagel

Zeit: 4 Minuten, 4 x täglich, 5 Minuten Mindestabstand

Wer mit dem Kreislauf Probleme hat, sollte möglichst einen Arzt aufsuchen und darüber hinaus auch sein Konsumverhalten näher betrachten:
– Wieviel Kaffee wird getrunken?
– Wie viele Zigaretten werden geraucht?
– Wieviel Süßes wird gegessen?
Der Modus »Kreislaufregulierung« unterstützt den Körper besonders, wenn wir den Modus Nr. 53 – Herzschmerzen – dazu kombinieren.
An dieser Stelle weise ich nochmals auf das Buch »Richtig essen zur richtigen Zeit« hin. Wenn wir uns an die dort genannte Ernährungsweise halten, schaffen wir eine gute Grundlage für eine dauerhafte Balance unseres Kreislaufs.

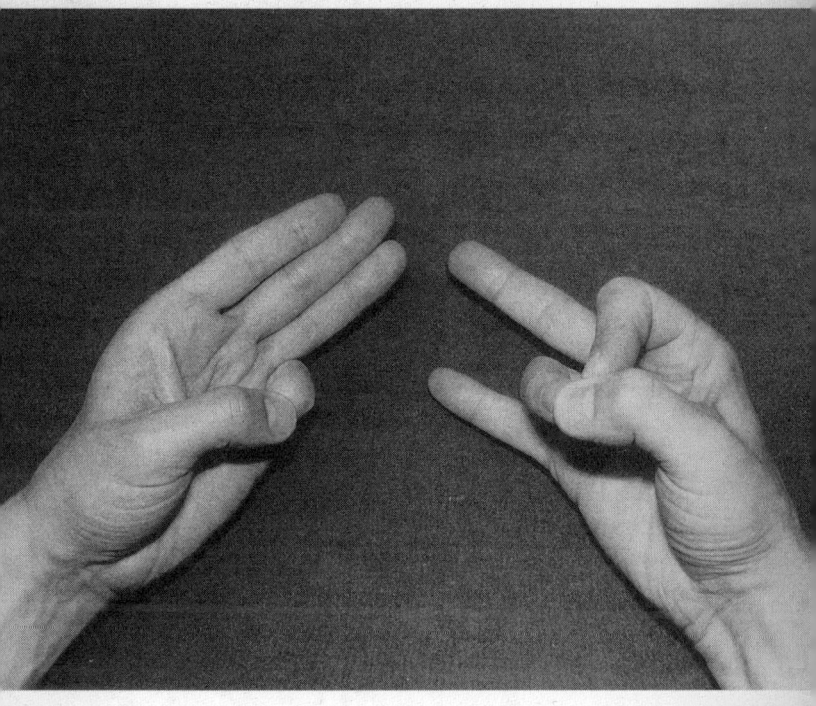

69 Organe stärken

Hand: links

Beschreibung: erstes Zeigefingerglied innen auf den
                 Daumennagel legen,
                 Daumennagelspitze auf zweites Mittelfinger-
                 glied innen,
                 Ringfinger an die Daumenwurzel

Zeit: 10 Minuten, 8 x täglich, 15 Minuten Mindest-
                 abstand

Wenn der physiologische Ablauf, der das Funktionieren der
Organe untereinander regelt, gestört ist, können wir mit dem
Modus »Organe stärken« alle Organe *gleichzeitig* unterstützen.
Er kann auch als Basismodus für die spezifischen Modi (65, 66,
67 und 75) eingesetzt werden.

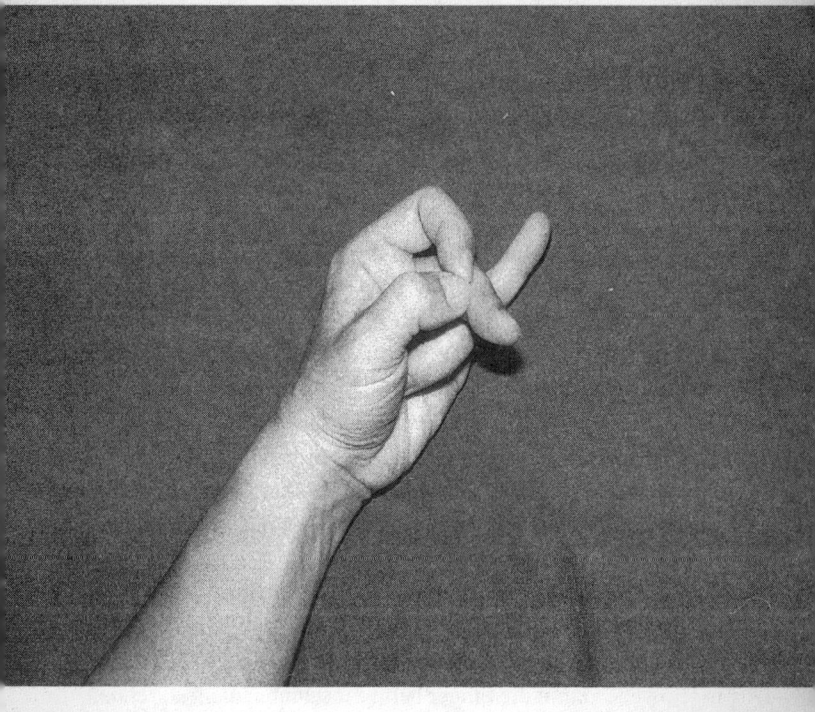

70 Zum guten Einschlafen

Hände: beide

Beschreibung: *die rechte Hand:*
                 Daumen und Zeigefinger zusammen;
                 die linke Hand:
                 Daumen und Kleinfinger zusammen

Zeit: 7 Minuten, 3 x täglich, 25 Minuten Mindest-
                 abstand

Dieser Modus ist »für gutes Einschlafen« und »zum Aufwachen innerhalb der Zeit«.

Wir können ihn über den Tag verteilt anwenden, ohne Angst haben zu müssen, sofort einzuschlafen. Er balanciert die beiden Steuermeridiane, die für den Tag- und Nachtrhythmus unseres Körpers verantwortlich sind. Dies erklärt, warum wir beim Halten des Modus am Tag nicht einschlafen.

Wenn wir generell nicht gut schlafen, verwenden wir den Modus auch tagsüber. Wenn eine Schlafstörung vorliegt, halten wir den Modus im Bett – damit schlafen wir schneller ein.

Ein Hinweis: Damit die Finger beim Einschlafen nicht so schnell auseinandergehen, können wir uns auf die zusammengelegten Finger legen.

Ich denke bei dem Modus »Zum guten Einschlafen« besonders auch an Menschen, die im Krankenhaus liegen und nachts nicht durchschlafen können. Wenn Sie diesen Modus in den Wachphasen anwenden, können Sie nach dem Aufwachen in der Nacht viel schneller wieder einschlafen.

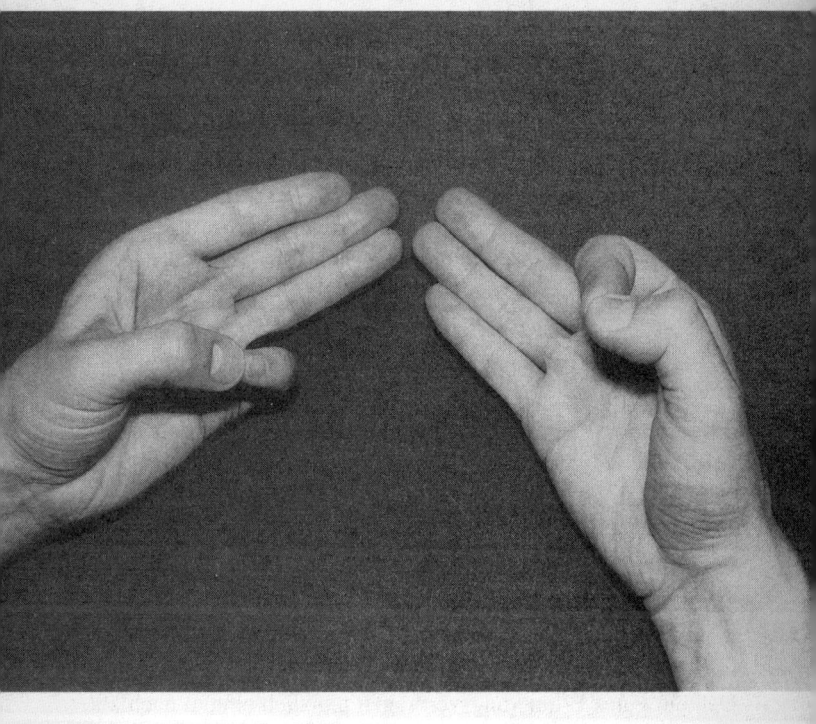

71 Stärkung des Erinnerungsvermögens

Hände: beide

Beschreibung: *die rechte Hand:*
                  Daumen, Zeige-, Mittel- und Ringfinger zu-
                  sammen;
                  die linke Hand:
                  Daumen, Zeige- und Ringfinger zusammen,
                  Kleinfinger auf die Daumenwurzel

Zeit: 10 Minuten, 4 x täglich, 7 Minuten Mindest-
                  abstand

Anmerkung: Im Krankheitsfall soll dieser Fingermodus
                  15 Minuten, 6 x täglich, mit 8 Minuten
                  Mindestabstand gehalten werden.

Wer will es nicht haben – ein gutes Erinnerungsvermögen?
Manchmal merken wir, daß Dinge, die wir eigentlich noch wissen
müßten, ganz schnell aus unserer Erinnerung gelöscht sind. Nicht
immer hat es mit Alter und beginnender Altersschwäche zu tun.
Daß ein gutes Erinnerungsvermögen plötzlich einmal nachläßt,
kann immer wieder passieren. Dies hängt vom Zustand unserer
Organ-Energien und dem physiologischen Ablauf im Körper ab.
Der Modus »Stärkung des Erinnerungsvermögens« unterstützt
unser Gedächtnis. Je nachdem, »wie gut wir uns erinnern wollen«, verwenden wir die unterschiedlichen Haltezeiten.
Dieser Modus hat auch eine Beziehung zu der Energie der Ohren.

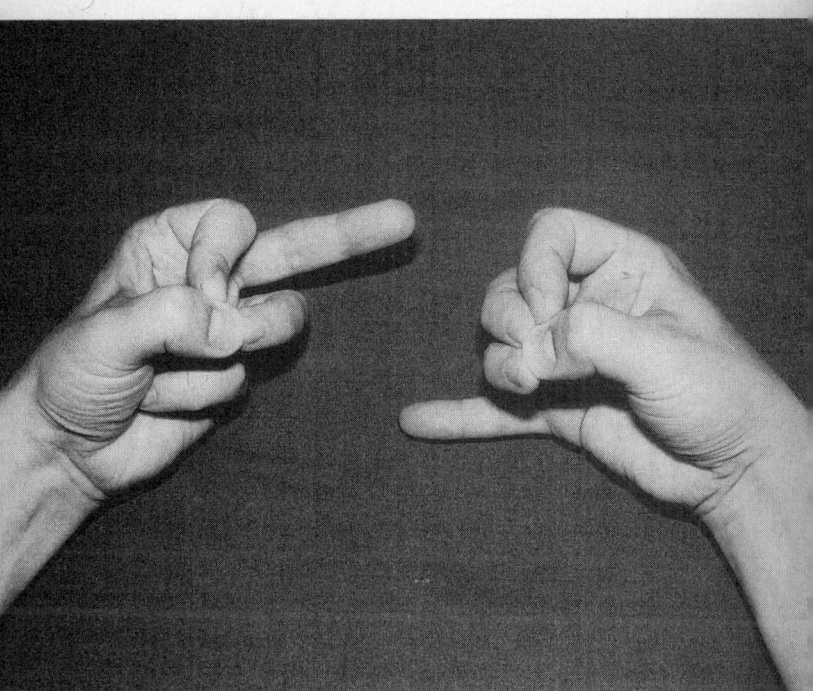

72 Gehen

Hände: beide

Beschreibung: beide Zeigefinger zusammen,
                       rechten Mittelfinger und linken Ringfinger
                       (unten),
                       rechten Ringfinger und linken Mittelfinger
                       (oben)

Zeit: 6 Minuten, 5 x täglich, 15 Minuten Mindest-
                       abstand

Hier geht es um Schwierigkeiten verschiedenster Art beim Gehen. Der Modus »Gehen« kann je nach Beschwerden mit anderen Modi kombiniert werden.

I.
1. Modus Nr. 72 – Gehen
2. Modus Nr. 29 – Sportunfälle

II.
1. Modus Nr. 7 – Gelenkschmerzen
2. Modus Nr. 72 – Gehen

III.
1. Modus Nr. 49 – Bein-Energie
2. Modus Nr 72 – Gehen

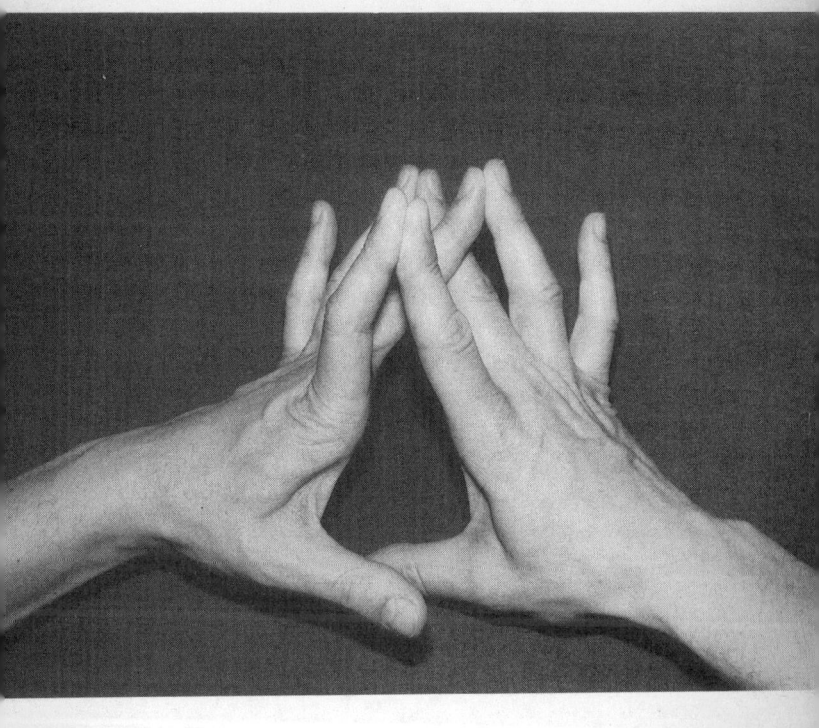

73 Zerrungen

Hände: beide

Beschreibung: *die rechte Hand:*
                        Daumen und Kleinfinger zusammen,
                        Mittelfingernagelfalz auf Daumennagelfalz;
                        die linke Hand:
                        Mittelfinger in die Daumengrube,
                        Zeigefinger auf erstes Daumengelenk,
                        Daumen und Ringfinger zusammen

Zeit: 10 Minuten, 8 x täglich, 2 Minuten Mindest-
                        abstand

Der Modus »Zerrungen« wird verwendet, um die Selbstheilungs-
kräfte des Körpers nach Schäden dieser Art zu mobilisieren.
Bessere und schnellere Resultate erzielen wir, wenn wir diesen
Modus mit Modus Nr. 28 – Sport – kombiniert anwenden.

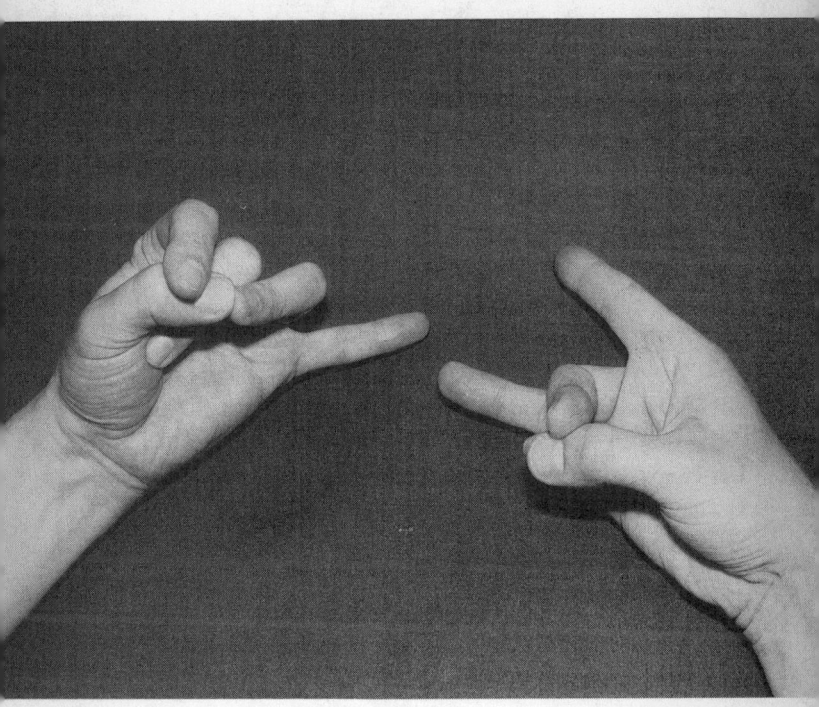

74 Schmerzstabil

Hände: beide

Beschreibung: *die rechte Hand:*
                 Daumen auf Kleinfingernagel,
                 Zeigefinger auf erstes Daumenglied;
                 die linke Hand:
                 Daumen, Zeige- und Ringfinger zusammen

Zeit: 5 Minuten, 5 x täglich, 6 Minuten Mindest-
                 abstand

Diesen Modus können wir vorbeugend anwenden, z. B. wenn wir einen Besuch beim Zahnarzt vor uns haben. Auch im akuten Fall leistet uns der Modus »Schmerzstabilität« gute Dienste.
Er stärkt viele Energiesysteme im Körper und macht uns generell vitaler und stabiler.
Wenn wir diesen Modus kombinieren wollen, verwenden wir einen Modus aus dem momentanen Schmerzbereich.
Zuerst wird der spezifische Modus gehalten, danach folgt der Modus »Schmerzstabilität«.

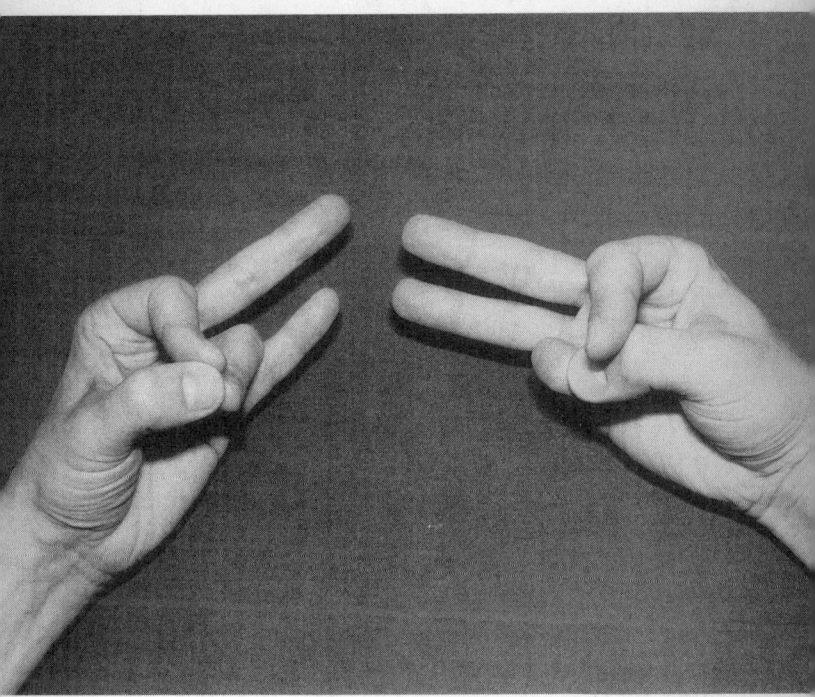

75 Schilddrüse

Hände:	beide

Beschreibung: rechten Daumen auf den linken Mittelfinger-
rücken legen,
die übrigen Finger der rechten Hand auf die
Innenseite des linken Mittelfingers legen

Zeit: 4 Minuten, 3 x täglich, 10 Minuten Mindestabstand

Anmerkung: Im Krankheitsfall soll dieser Fingermodus
18 Minuten, 5 x täglich, mit 13 Minuten
Mindestabstand gehalten werden.

Imbalancen der Schilddrüse müssen vom Arzt behandelt und
regelmäßig kontrolliert werden.
So wie bei vielen vorangegangenen Modi unterstützt in diesem
Fall der Modus »Schilddrüse« die ärztliche Behandlung. Hier
können wir die normale Haltezeit verwenden.
Bei auftretenden Symptomen wie Angst und Unsicherheit, die
auf eine Funktionsstörung der Schilddrüse zurückzuführen sind,
ist die Anwendung des Modus sehr hilfreich. Jedoch soll auf
jeden Fall die längere Haltezeit gewählt werden.

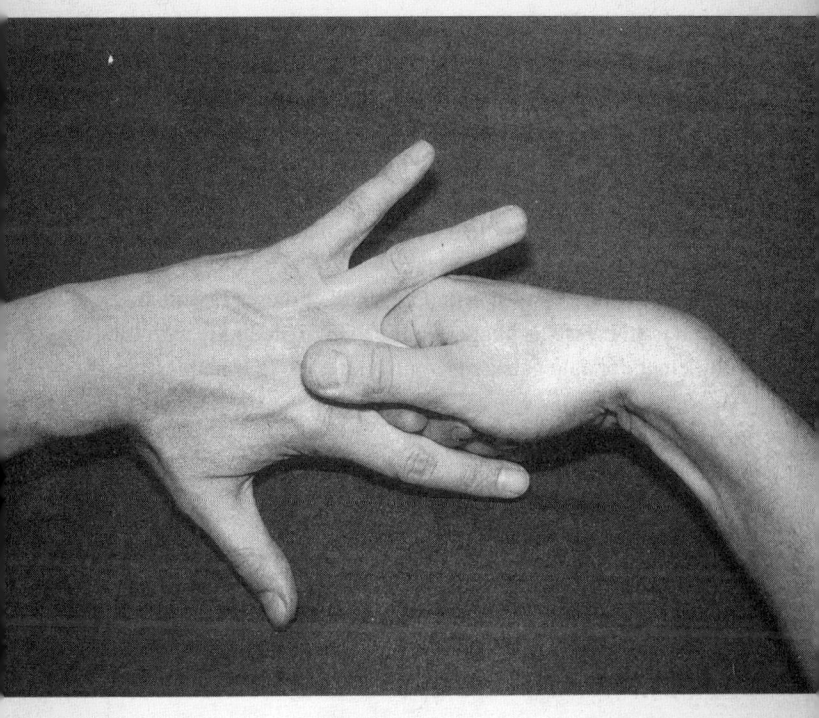

Zum Schluß

Fingermodi und Kinesiologie

Zu diesem Thema ist ein Kurs in Planung und Ausarbeitung. Ziel dieses Kurses ist es, die Verbindung von Fingermodi und Kinesiologie zu verdeutlichen. Dabei lernen wir unter anderem, wie wir gezielt auf ein Problem hin Kombinationen von Fingerstellungen austesten können.

Wenn Sie, liebe Leserinnen und Leser, über dieses Buch hinausgehendes Interesse an Fingermodi haben, melden Sie sich bitte unter einer der angegebenen Kontaktadressen (s. Anhang).

Literaturempfehlungen

Do-Ri Rydl: E-K in allen Lebenslagen.
  Selbstverlag, Mödling 1990 (Adresse s. Anhang)
Kim da Silva: Richtig essen zur richtigen Zeit.
  Knaur Verlag, München 1990

Teil IV
ANHANG

Was ist Kinesiologie?

Die Kinesiologie ist die *Lehre von der Bewegung.*
Sie ist eine neue Wissenschaft und arbeitet mit *Muskelfunktionsprüfungen* (Muskel-Check).
Über diesen Test können wir vom Körper direkt erfahren, was ihm zu- oder abträglich ist. Wir finden mit einfachen Methoden wie zum Beispiel Klopfen, Reiben oder Halten von Akupunkturpunkten unser physisches, energetisches und mentales Gleichgewicht wieder. Speziell herausgefundene Bewegungsübungen tragen dazu bei, ein neues Gesundheitsbewußtsein in uns und in unserer Umwelt zu erleben.
Mit den einfachen Techniken der Kinesiologie sind wir schon nach einem Wochenendseminar in der Lage, an uns zu arbeiten und unser Energiepotential zu erhöhen.
Gleichzeitig können wir mit anderen arbeiten, damit sie sich auch »einschalten« und ihre Energien besser zum Ausdruck bringen können.
Für die Fachwelt (Logopädie, Medizin, Krankengymnastik, Physiotherapie, Sportmedizin, Allergologie, Orthopädie, Heilpraktik, Pädagogik und vieles mehr) stellt die Kinesiologie für den Anwender und auch dessen Patienten ein unschätzbar wertvolles Hilfsmittel zur Diagnose dar.
Weiterhin finden wir für die jeweilige Fachrichtung eine spezielle Therapie. Das heißt, wir können genau herausfinden, welche

Therapie, welches Medikament oder welches Hilfsmittel für den Patient das beste ist. Zugleich stellen wir fest, in welcher Reihenfolge bestimmte Therapien erfolgen sollen. Das jeweilig erzielte Therapieergebnis können wir selbstverständlich überprüfen und auch steuern.

Nebenbei gibt die kinesiologische Arbeit dem Therapeuten die Möglichkeit, seine Praxis, seine Mitarbeiter und den Umgang mit den Patienten bzw. Klienten streßfreier zu gestalten und zu führen.

Kinesiologie ist für *jeden* erlern- und anwendbar. Wir können zwar ohne Kinesiologie leben, aber mit Kinesiologie sind wir in der Lage, besser zu leben, da sie in *allen* Lebensbereichen anwendbar ist.

Die Bereiche in der Kinesiologie:
Angewandte Kinesiologie **A-K**
Edu-Kinesthetik **E-K**
Behavioral Kinesiologie **B-K**
Touch for Health **TfH**
Mit unseren Kursen bieten wir ein ganzheitliches Ausbildungssystem an.

Was ist Touch for Health?

George Goodheart, ein Chiropraktiker in Amerika, entwickelte in den sechziger Jahren die Angewandte Kinesiologie. In der A-K wird die Bewegungsfreiheit auf die Muskeln des Körpers übertragen. Ein wesentliches Grundprinzip lautet, wenn die Wirbelsäule in Ordnung ist, ist ein optimaler Gesundheitszustand gegeben. Dieses Prinzip ist schon lange bekannt und in der Physiotherapie ein wichtiger Ansatzpunkt.

Die Wirbelsäule wird in ihrer Position durch Muskeln gehalten, die ihren Ansatz beidseitig der Wirbelsäule haben. Von dort aus wird der Rest des Körpers aufgebaut. Solange diese Muskeln die gleiche Spannung (Tonus) haben und sich im Wechsel zusammenziehen und entspannen, ist alles in Ordnung. Unsere Haltung wird gut sein, und die Gesundheit wäre optimal.

Durch verschiedene Lebensumstände (schwere körperliche Arbeit, falsche Ernährung, Medikamente, Suchtmittel, Angst, Verdruß, Dauerstreß) kommt es in unserem Muskelfunktionssystem zu Imbalancen. Wir lenken unsere Aufmerksamkeit üblicherweise auf den verspannten Muskel, weil dieser schmerzt. Die A-K kümmert sich jedoch in erster Linie um den geschwächten Muskel, weil dieser der *Verursacher* des Problems ist. Weil er geschwächt ist, muß sich der Gegenspieler mehr anstrengen, um die Wirbelsäule – so gut es geht – in der richtigen Stellung zu halten. Der Chiropraktiker *John F. Thie* brachte dieses nützliche System in eine für jeden Laien anwendbare Form. Der Leitgedanke dazu war, diese zweckmäßige Methode wie ein »alltägliches Hausmittel« anzuwenden.

John F. Thie erstellte eine grundlegende Reihe von Muskeltests, die von jedem erlernt werden können. Dieses Testsystem erhielt den Namen *Touch for Health* und ist dabei, weltweit ein sehr wesentliches, vorbeugendes Gesunderhaltungssystem zu werden.

Wie wirkt Touch for Health?

Es beugt dem »Aus-der-Balance-Geraten der Muskeln« vor. Bei bereits bestehenden Imbalancen können wir die Muskeln mit der Touch-for-Health-Technik wieder ins Gleichgewicht bringen. In der A-K wurden eindeutige Beziehungen zwischen den Kreisläufen des Blutes, der Lymphe und der Meridian-Energie festgestellt. Diese drei einzelnen Systeme beeinflussen einander. Es können durch die Anwendung einer bestimmten Massage- oder Berührungstechnik die genannten Systeme so stimuliert werden, daß der betreffende Muskel einen ihn stärkenden Impuls bekommt.

Touch for Health ist muskel- und energiestärkend.
Zusammenfassend kann gesagt werden, daß Touch for Health eine Muskel- und energiestärkende Technik ist, mit dem Ziel, den Körper in die richtige Haltung zu bringen.
Eine gute Haltung ist die Basis für eine gute Gesundheit. Dieses System gibt jedem Menschen die Möglichkeit, seinen eigenen Körper besser kennenzulernen.
Außerdem kann er auch herausfinden, welche Umstände das Muskelsystem und damit auch die Wirbelsäule aus der Balance bringen. Es ist möglich, diese Ursachen durch den Muskeltest zu erfahren. TfH ist eine ganzheitliche Methode zur Aktivierung der Lebensenergie und des körperlich-seelischen Gleichgewichtes.

Edu-Kinesthetik (E-K) – was ist das?

Edu = educational (ausbildende)
Kinesthetik = Bewegung
Dr. Paul E. Dennison entwickelte aus den Erkenntnissen der Angewandten Kinesiologie, Touch for Health, Neurologie und Legasthenieforschung die Edu-Kinesthetik.
E-K hilft uns, unser volles energetisches Potential zu erschließen.
E-K arbeitet mit unserer eigenen Energie, die wir am besten fühlen können, wenn sie uns fehlt. Wir wollen uns und unseren Körper in die Lage versetzen, unsere »eingeschaltete« Energie ganzkörperlich zu erleben.
Es gibt so vieles in unserem Leben, wovon wir wissen, daß es uns guttut und daß wir es machen sollten. Manchmal stressen wir uns, es wirklich zu tun. Denn wir wissen nicht genau, ob es das ist, was wir gerade jetzt brauchen.

Verbesserung der Lernfähigkeit durch E-K-Bewegungsübungen.
Durch E-K sind wir in der Lage, unsere beiden Gehirnhälften und auch unsere Augen, Ohren und Körperhälften energetisch mitein-

ander zu verbinden. Diese Verbindung nützt uns auf unserem Weg des »*Lernens auf allen Ebenen*«.

Die Probleme haben verschiedene Namen: Konzentrationsstörungen, Lese-, Lern- und Rechtschreibschwierigkeiten und das »Nicht-umgehen-Können mit Spannungen bzw. Streß«.

Testergebnisse zeigten, daß bei Personen mit einer wenig entwikkelten Koordination zwischen der linken und der rechten Gehirn- und Körperhälfte auch die Lese- und Lernfähigkeit deutlich verringert sind.

Die Edu-Kinesthetik ist eine Methode zur Verbesserung der Lernfähigkeit. Die Erfahrung zeigt, daß durch das Austesten der persönlichen *E-K-Übungsfolge* und das *regelmäßige Tun* zu Hause viele Menschen einen neuen Weg gefunden haben. Für uns ist E-K die Basis und gleichzeitig das Dach für alles, was immer wir sonst noch tun wollen. Mit E-K geht's nämlich leichter!

Wie kann ich Kinesiologie lernen?

Kinesiologie ist eine Technik, die funktioniert, auch wenn wir nicht daran glauben.

Mit unseren Kursen bieten wir ein umfassendes Ausbildungssystem in zwei Richtungen an. Zum einen lernen wir viel über uns selbst und wie wir uns helfen können. Zum anderen werden wir fähig, das Wissen im Beruf bei anderen anzuwenden.

Anfragen über Vorträge, Kurse, Einzelsitzungen, Literatur und Kontaktadressen in Ihrer Gegend richten Sie bitte

in Deutschland an:
Kim da Silva (Ulrich Wilutzky)
Dozent für Kinesiologie und Healing TAO
Türkenstr. 15
D-1000 Berlin 65
Tel. 0 30 / 4 51 13 55

in Österreich an:
Do-Ri Rydl
Vitaform-Kinesiologie-Zentrum
Hauptstraße 46
A-2340 Mödling
Tel. 0 22 36 / 8 83 26 oder 0 22 36 / 4 83 26

Kurs-Angebot

Der Muskeltest und die Einführung in die Edu-Kinesthetik
Mit E-K aus unserem automatischen Streßverhalten herausgehen
E-K-Balance mit Prioritäten und mit Affirmationen
Angewandte Kinesiologie – die Wirbelsäule als Stütze unseres
    Körpers
Allergiebalance mit Kinesiologie
E-K-Praktikum
Touch for Health I
Touch for Health II
Touch for Health III
E-K Teacher Training
Basic One Brain
Advanced One Brain II
KIM's Spezial-Kinesiologie
Das Heilende Tao nach Mantak Chia
Der Kämpfer. Ausbildung: Den inneren Führer entwickeln
Bachblüten und die Anwendung in der Kinesiologie
I Ging – Buch der Wandlungen
E-K-Erlebniswoche in Piesendorf/Salzburg
Selbst-Heiltag – Selbst-Heilabend
Einzelsitzung
Telefonische Beratung

Werden Sie Mitglied in der Gesellschaft für Kinesiologie!

Der Zweck des Vereins ist, das Konzept der Kinesiologie zu
fördern.

Quartalsbeitrag für *aktive Mitglieder*: DM 57,–, öS 350,–
Vorteil: Ermäßigung pro Kurs: DM 21,–, öS 147,–
Freier Eintritt bei Vorträgen.
Erweitertes Informationsblatt vierteljährlich.
Übungsabend einmal monatlich mit freiem Eintritt.
Eintragung in die Liste der aktiven Kinesiologen.

Quartalsbeitrag für *fördernde Mitglieder*: DM 15,–, öS 70,–
Vorteil: 25 % Ermäßigung bei Vorträgen.
Informationsblatt vierteljährlich.

Weitere Auskünfte über die Gesellschaft erhalten Sie in unseren
Büros in Berlin und Wien. Auf Wunsch senden wir Ihnen die
Beitrittserklärung gerne zu.

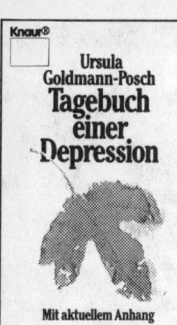

Goldmann-Posch, Ursula
Tagebuch einer Depression
Eindringlich und ehrlich
schildert Ursula Gold-
mann-Posch in ihrem
Buch die Hölle ihrer
Depression und ihre ver-
zweifelte Suche nach Hilfe.
Mit einem aktuellen
Anhang versehene Aus-
gabe! 192 S. [3890]

Graff, Paul
AIDS – Geißel unserer Zeit
700 000 Bundesbürger
dürften in 5 Jahren mit
dem Erreger infiziert sein.
Das Buch gibt mit solider
Kenntnis Auskunft über
die bisher verfügbaren
AIDS-Fakten.
176 S. [3815]

Johnson, Robert A.
Der Mann. Die Frau
Auf dem Weg zu ihrem
Selbst.
Aus der Analyse der Grals-
legende und des Mythos
von Amor und Psyche ent-
wickelt der Psychoanaly-
tiker Robert A. Johnson ein
neues Bild der weiblichen
und der männlichen
Psyche. 192 S. [3820]

Kneissler, Michael
Gebt der Liebe eine Chance
Liebe hat Menschen in die
Verzweiflung getrieben, zu
Ungeheuern gemacht,
ihnen alles Lebensglück
genommen. Dieses Buch
ist all jenen gewidmet, die
sich mit dieser Tatsache
nicht abfinden wollen und
für Veränderungen offen
sind. 256 S. [3823]

Bogen, Hans Joachim
**Knaurs Buch der modernen
Biologie**
Eine Einführung in die
Molekularbiologie.
280 S. mit 116 meist farbi-
gen Abb. [3279]

Hodgkinson, Liz
Sex ist nicht das Wichtigste
Anders lieben – anders
leben.
Die Illusionen der 60er
und 70er Jahre, ein unge-
hemmtes Sexualleben
werde die Menschen
befreien, haben sich nicht
bestätigt. Liebe kann nur
zwischen zwei Menschen
stattfinden, die sich
respektieren. Diese und
andere Thesen stellt Liz
Hodgkinson in ihrem
Buch auf und kommt zu
der Erkenntnis: Liebe
ist nur möglich im zöliba-
tären Leben.
Ca. 176 S. [3886]

Kubelka, Susanna
Endlich über vierzig
Der reifen Frau gehört die
Welt.
Eine Frau tritt den Beweis
an, daß man sich vor dem
Älterwerden nicht zu
fürchten braucht. Ihre
amüsanten und ermun-
ternden Attacken auf
überholte Vorstellungen
garantieren anregende
Lektürestunden.
288 S. [3826]

Anders leben

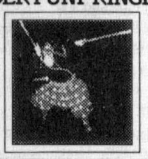

Musashi, Miyamoto
Das Buch der fünf Ringe
»Das Buch der fünf Ringe«
ist eine klassische Anleitung zur Strategie – ein
exzellentes Destillat der
fernöstlichen Philosophien. 144 S. [4129]

Dowman, Keith
Der heilige Narr
Das liederliche Leben und
die lästerlichen Gesänge
des tantrischen Meisters
Drugpa Künleg. 224 S. mit
1 Karte [4122]

Brunton, Paul
Von Yogis, Magiern
und Fakiren
Begegnungen in Indien.
Der amerikanische Journalist Paul Brunton bereiste
in den dreißiger Jahren
Indien. Seine Erlebnisse
eröffnen das ganze Spektrum indischer Spiritualität. 368 S. und 12 S.
Tafeln. [4113]

Deshimaru-Roshi, Taisen
Zen in den Kampfkünsten
Japans
Deshimaru-Roshi demonstriert, wie die Kampfkünste zu Methoden geistiger Vervollkommnung
werden. 192 S. mit 19 s/w-
Abb. [4130]

Brugger, Karl
Die Chronik von Akakor
Erzählt von Tatunca Nara,
dem Häuptling der Ugha
Mongulala. Der Journalist
und Südamerika-Experte
Karl Brugger hat einen
ihm mündlich übermittelten Bericht aufgezeichnet,
der ihm nach anfänglicher
Skepsis absolut authentisch erschien: die Chronik
von Akakor.
272 S., Abb. [4161]

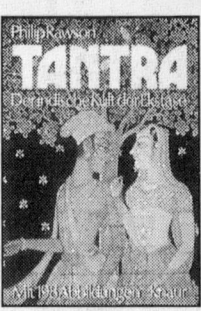

Rawson, Philip
Tantra
Der indische Kult der Ekstase. Diese Methode, die
zur inneren Erleuchtung
führt, erobert heute in
zunehmendem Maße die
westliche Welt.
192 S. mit 198 z.T. farb. Abb.
[3663]

Rawson, Philip /
Legeza, Laszlo
Tao
Die Philosophie von Sein
und Werden. Mit ungewöhnlicher Eindringlichkeit und großer Sachkenntnis erschließt sich
hier den westlichen Menschen die Vorstellungswelt
des chinesischen Volkes.
192 S. mit 202 Abb. [3673]

ESOTERIK

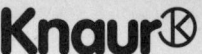

Nakamura, Takashi
Das große Buch vom richtigen Atmen
Mit Übungsanleitungen zur Entspannung und Selbstheilung für jedermann mit altbewährten Methoden der fernöstlichen Atemtherapie.
336 S., 120 s/w-Abb. [4156]

Ram Dass
Reise des Erwachens
Ein Handbuch zur Meditation.
Ram Dass nimmt uns mit auf eine Reise, die »Reise des Erwachens«, und er eröffnet uns dabei ein vielfältiges Angebot, aus dem wir wählen können: Mantra, Gebet, Singen, Visualisierung, »Sitzen«, Tanzen u. a. Er ermöglicht uns somit einen Zugang zum spirituellen Pfad.
256 S. [4147]

Faraday, Ann
Die positive Kraft der Träume
Die Psychologin und Traumforscherin Ann Faraday hat eine Methode entwickelt, die jedem die Möglichkeit gibt, die individuelle Symbolik seiner eigenen Träume zu entschlüsseln. 267 S. [4119]

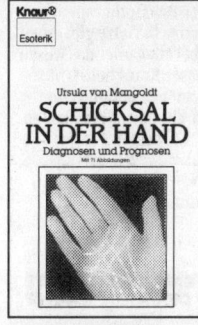

Mangoldt, Ursula von
Schicksal in der Hand
Diagnosen und Prognosen. Die Deutung der Anlagen und Möglichkeiten, wie sie in den Signaturen beider Hände sichtbar werden, sind die Schwerpunkte dieses Buches.
256 S. mit 72 Abb. [4104]

Monroe, Robert A.
Der Mann mit den zwei Leben
Reisen außerhalb des Körpers.
Dieser sensationelle Bericht beruht auf 12jähriger Beobachtungszeit, in der der Autor über 500mal seinen Körper verließ. Monroe tritt damit den Beweis an, daß der Mensch einen physischen Körper besitzt und sich sogar von diesem trennen kann.
288 S. [4150]

Der Eingeweihte
Eindrücke von einer großen Seele.
Der Autor berichtet von einem »Eingeweihten«, der sein Leben entscheidend beeinflußte, ohne aber jemals seine Entscheidungsfreiheit einzuschränken. 256 S. [4133]

Jones, Marthy
In die Karten geschaut
Marthy Jones hat sich des mündlich tradierten Zigeunerwissens um das Kartenlegen angenommen und in diesem Buch zusammengefaßt. Die verschiedenen Legesysteme werden erläutert und alle 52 Spiel-Karten gründlich interpretiert.
288 S. mit Abb. [4153]

Kirchner, Georg
Pendel und Wünschelrute
Handbuch der modernen Radiästhesie. Georg Kirchner geht auf alle radiästhetischen Anwendungsbereiche ein, erklärt sie anhand zahlreicher Beispiele. 336 S. mit 50 s/w-Abb. [4127]

ESOTERIK

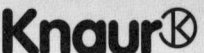

Pollack, Rachel
Tarot –
78 Stufen der Weisheit
Tarot kann Lebenshilfe, Entscheidungshilfe, Wegweiser durch schwierige Situationen und Schlüssel zur Selbstfindung sein – wenn wir verstehen, die Geheimnisse seiner Bilder und Symbole zu dechiffrieren.
400 S. mit 100 Abb. [4132]

Das Tarot-Übungsbuch
Während das überaus erfolgreiche erste Buch der Autorin, ›Tarot‹, eine Einführung darstellt, setzt dieses Buch gewisse Grundkenntnisse voraus. Die hier geschilderten markanten Beispiele werden dem Leser zahlreiche Anregungen für die eigene Tarot-Praxis vermitteln.
240 S. mit s/w-Abb. [4168]

Tietze, Henry G.
Entschlüsselte
Organsprache
Krankheit als SOS der Seele. Verdrängte und unterdrückte Gefühle schlagen sich in ganz bestimmten Körperregionen nieder, wo sie schließlich psychosomatische Krankheiten verursachen.

Der Psychotherapeut Henry G. Tietze gibt einen Überblick über das Wesen dieser Krankheiten, ihre Ursachen und ihre Behandlungsmöglichkeiten.
272 S. [4175]

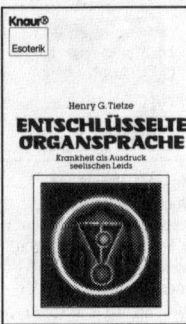

Sasportas, Howard
Astrologische Häuser und Aszendenten
Neben dem Tierkreiszeichen-System ist das Häuser-/Aszendenten-System die zweite, überaus bedeutsame Quelle astrologischer Interpretationsmöglichkeit. Seltsamerweise gibt es hierzu kein einziges, für die Deutungspraxis brauchbares Buch.
624 S. mit s/w-Abb. [4165]

Sakoian, Frances / Acker, Louis S.
Das große Lehrbuch der Astrologie
Wie man Horoskope stellt und nach neuesten wissenschaftlichen Erkenntnissen Charakter und Schicksal deutet. 551 S. mit zahlr. Zeichnungen. [7607]

Schwarz, Hildegard
Aus Träumen lernen
Mit Träumen leben. Dieses Traumseminar geleitet uns über einen Zeitraum von acht Abenden in die Welt der Träume. Ein Symbolregister ermöglicht es, diese tiefgehende Einführung auch als Nachschlagewerk zu benützen.
272 S. [4170]

Garfield, Patricia
Kreativ träumen
Die Autorin erläutert ausführlich und leicht verständlich jene Techniken, mit Hilfe derer jedermann innerhalb kurzer Zeit entscheidenden Einfluß auf seine Träume nehmen kann. 288 S. [4151]

ESOTERIK

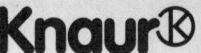

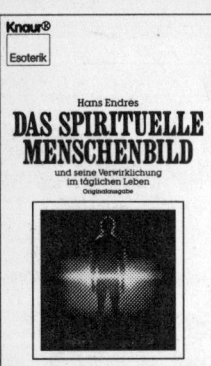

Hans Endres
Das spirituelle Menschenbild

Dr. Hans Endres ist seit Jahrzehnten der Leiter von Seminaren, die die Steigerung der individuellen Lebensqualität zum Ziel haben. Die Bandbreite seiner Lehrtätigkeit umfaßt beispielsweise Themen wie »Ich erlerne Lebenskunst«, »Das Beste aus seinem Leben machen«, »Rasche und sichere Menschenkenntnis«, »Liebe«.

Als Pädagoge, Philosoph, Psychologe und Esoteriker steht Dr. Endres mitten im Leben. Er will seinen Mitmenschen durch konkret realisierbare Ratschläge helfen, zu mehr Lebensqualität zu finden. Das vorliegende Buch zeichnet den geistigen Hintergrund dieser Bemühungen. In konzentrierter Form enthält es eine Fülle wesentlicher Informationen, um neue Zusammenhänge erkennen und vertiefte Einsichten gewinnen zu können.

304 S. mit Abb. TB 4176.

Hans Endres
Das Beste aus dem Leben machen

Der Autor schildert hier die Erfahrungen und Einsichten eines äußerlich erfolgreichen wie innerlich erfüllten Lebens, die hiermit jedem zugänglich gemacht werden, der ein ähnlich befriedigendes Leben erstrebt.

»Das Beste aus dem Leben machen« hebt sich wohltuend von dem inzwischen so weitverbreiteten flachen Positivismus ab. Endres geht über »geistigen Materialismus« hinaus zu den wirklichen Quellen. Er zeigt, auf welchen Erkenntnissen ein glückliches Leben beruht.

432 S. TB 4183.

Hans Endres
Menschenkenntnis – schnell und sicher

Physiognomik: das Wissen um die Zusammenhänge zwischen äußeren Körpermerkmalen und Charakterzügen. Dem Autor gelingt hier eine Synthese von psychologisch-philosophischer Wertesetzung und populärverständlicher Typisierung, die jedoch nie ins Banale abgleitet.

Hans Endres geht u. a. auf folgende Punkte ein:
● Typenlehre, die Temperamente
● Auftreten (Haltung, Ohren, Mund, Kinn)
● Die Hände als universelles Ausdrucks- und Gestaltungsorgan
● Augen und Stimme
● »Checkliste« zum systematischen Vorgehen

192 S. TB 4178.

Hans Endres